醣類是侵蝕你我健康的「緩毒物」

甜食中毒

日本生酮飲食權威／宗田哲男 醫師 著　鄭世彬 譯
MUNETA TETSUO

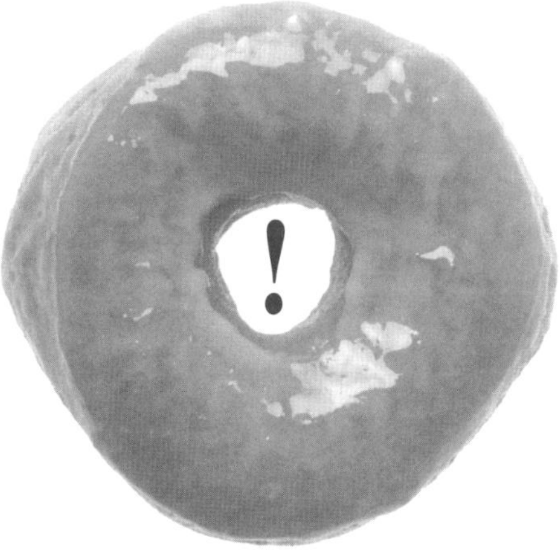

甘いもの中毒：
私たちを蝕む「マイルド・ドラッグ」の正体

前言
PREFACE

現今的日本人，幾乎每個人都有「甜食中毒」的健康問題。

雖然不少人表示自己「非常討厭吃甜食」，但白米飯有人會討厭嗎？我想討厭白米飯的人應該不多吧，就算不喜歡白米飯，也會以麵包或麵食做為主食。

本書所指的「甜食」，指的就是「醣類」。包括砂糖以及白米、小麥等碳水化合物（穀物）當中所含的大量醣類。

我個人認為，攝取過多醣類（吃太多甜點或白米飯）的行為，正是侵蝕日本人健康的真兇。換言之，本書的結論是「限制醣質攝取量的飲食」，才是最適合我們的健康飲食法。

事實上，名為「限醣」的飲食法（減重法）儼然成為大眾常識，或許已經不需要我再多加說明。

現在超市裡有許多主打「零醣」的巧克力或啤酒等商品，而超商內更是到處可見訴求「低醣」的麵包，在餐廳當中則是有許多「減醣」餐點，甚至在健康保健食品當中，也是「抑制醣類吸收」的產品最熱銷。限醣商機之大，據說現今的經濟規模已成長至三千億日圓之多。

日本最早針對一般民眾所推出的限醣解說書籍，是高雄病院理事長江部康二先生所著的《不吃主食糖尿病就會好：限制醣類的飲食建議》（《主食を抜けば糖尿病が良くなる！糖質制限のすすめ》，世茂出版社，二〇〇九年）。爾後的十幾年，包括食譜在內，市面上出現眾多有關限醣的書籍（敝作《生酮飲食—現代人的健康救星：如何透過低醣飲食找回健康》（《ケトン体が人類を救う 糖質制限でなぜ健康になるのか》，春天出版社，二〇一七年）便是其中一本）。

這幾年加入限醣運動的人口急速增加，就連 Facebook 也出現許多名稱帶有「限醣」這個關鍵字的社團。

就我來看，爭論限醣益害的階段已經結束。

然而、然而……

我一點也感受不到，「甜食中毒」的患者有減少的跡象。目前批評限醣的醫學或營養學專家仍然相當多，但我們仍一樣無法克服肥胖或糖尿病等生活習慣病。

為何會這樣？我們該怎麼做，才能再往前邁進一步呢？本書重新整理關於限醣的重點，同時以淺顯易懂的方式反駁各種對於限醣的「誤解」。

希冀只要有人開始限醣，並且因此而更加健康長壽，就令我感到相當欣慰。

不說你可能不會相信，十年前的我，也是一個不折不扣的「甜食中毒者」。

那時候的我，超愛冰淇淋和可樂，也很愛吃白米飯。當年我是典型的肥胖中年人，不只有高血壓的問題，甚至還罹患需要接受胰島素注射治療的糖尿病。

說來汗顏，我想這就是人家常說的「醫生反而活得不健康」吧！不過，至此之後，我的改變非常好（因為沒有人稱讚過我的改變，至少我要稍微稱讚一下自己）。

因為自從我被診斷出罹患糖尿病之後，就立即展開限醣行動，並且順利克服了甜食中毒。多虧限醣行動，讓我現在可以過著不需要依靠胰島素或糖尿病治療藥物的正常人生活，而且還是個二十四小時待命的婦產科醫師。

即使現在年過七十歲，身體狀況還是比甜食中毒時的身體好上數倍，這種感覺實在很難用言語形容，只能靠自己親身體驗才會知道。

就像這樣，我拿自己進行實驗，同時深入鑽研醫學及營養學，現在不只為「宗田婦產科診所」的孕婦及糖尿病患者服務，同時也透過網路來為那些想預防疾病與抗齡的人提供限醣指導。

然而，有件事讓我一直覺得很後悔。那就是，如果我能更早開始執行限醣計畫，就能夠活得更健康有活力。如此一來，就能幫助更多孕婦……。

因為讀過限醣先驅醫師「釜池豊秋」先生所著之《不依賴醫師！糖尿病的新常識・零糖質釜池式慢齡養生術》（《医者に頼らない！糖尿病の新知識・糖質ゼロの食事術　かまいけ式でスローエイジング！》，実業之日本社，二〇〇七年），所以我才能確實改變自己的飲食習慣。

在展開限醣計畫之後，不只是身體狀態，我覺得就連生活方式也變得積極樂觀了。

希望這本書對於你也能像釜池醫師的大作對我的影響一樣，可以改變你的生活。

接下來，就隨本文一起擺脫甜食中毒的枷鎖吧！

目次 CONTENTS

第2章 「醣類過剩」就是如此恐怖！

一第3章一
錯誤百出的「限醣」批判

第4章

「全世界」都在限醣

—第5章—

一起開始「限醣」吧！

— 序章 —

嬰兒最討厭「甜食」！

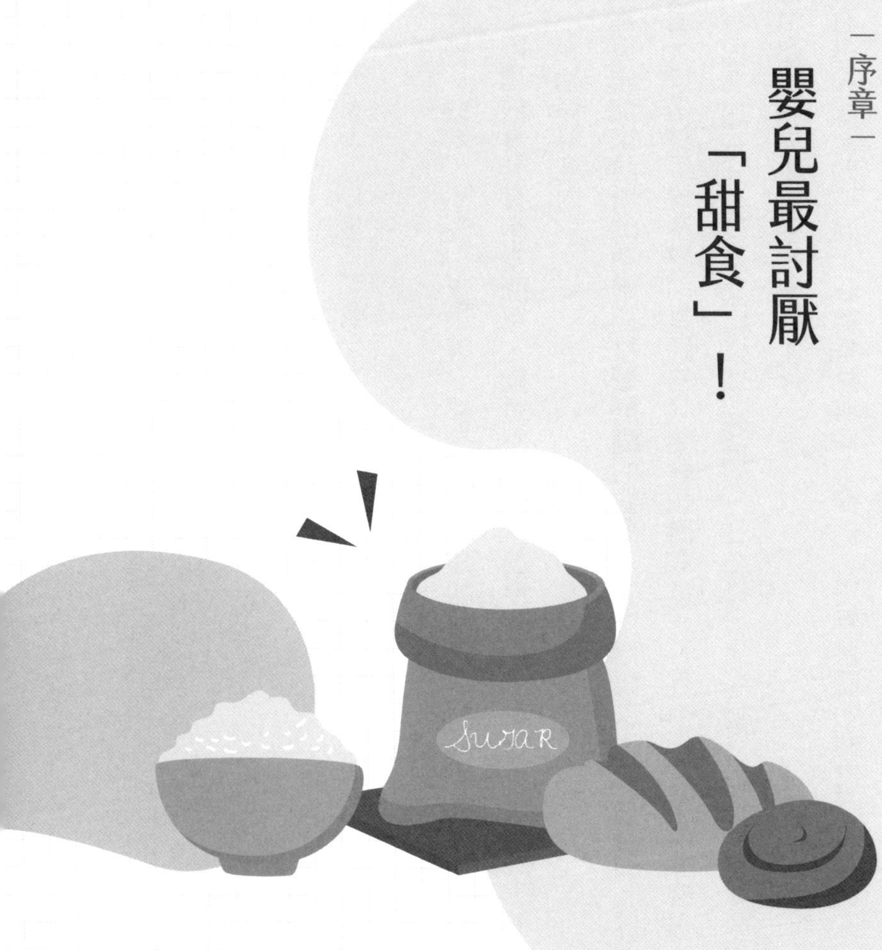

就算無醣，雞蛋也能孵出小雞

我想，大家應該都有相關的常識，但為了慎重起見，我還是先簡單說明「什麼是『限醣』」？

所謂限醣，指的是「限制從食品當中所攝取的醣類，同時增加蛋白質與脂肪的攝取量」。

砂糖及穀物（白米、小麥、玉米等）都是富含醣類的代表性食品。就現今日本人的飲食習慣來看，限醣飲食其實相當簡單，就是不接觸含糖零食、飲料以及白米飯，並且要大量攝取肉類（包括海鮮在內）。

我每天都會向前來診所的孕婦們推廣限醣的觀念（對於健康人士較為寬鬆，但對於妊娠糖尿病患者，或是糖尿病孕婦則是嚴格限制醣類攝取量），有不少孕婦都會擔心「不吃白米飯會不會出問題」？大家之所以會如此擔心，其實都是認為自己在生產之前，一定要確實攝取自己和胎兒所需要的營養才行。

對於抱有這種想法的孕婦，我總是先舉以下實例，再具體說明何謂限醣飲食。

「雞蛋當中並不含醣類，扣除水分，只有蛋白質與脂肪。即便如此，雞蛋還是能夠孵出小雞。事實上，嬰兒也是一樣。人類在母親的肚子裡，其實並不需要醣類。」

許多孕婦聽完這個實例之後，就會覺得安心不少。

或許有人會反駁說：「小雞和嬰兒是兩回事，怎能相提並論呢？」然而，若是以脊椎動物的發展過程來看，雞和人類並無相異之處，甚至追溯生物進化的過程之後，會發現人類也是從卵開始生長。我認為，從這個角度而言，拿小雞和嬰兒比較並無不妥之處。

另一方面，從厚生勞働省（日本負責醫療衛生和社會保障的主要政府部門）推出的孕產婦營養指導建議書（專為孕產婦所擬定的飲食建議手冊）當中，仍然記載著「每天建議攝取五至八小碗的白飯」※注1。如此一來，孕婦光吃白飯＝醣類就飽了，根本無法再攝取脂肪及蛋白質這些更重要的營養素。

這種情況對於孕婦及胎兒來說，真的是一件好事嗎？

「每天吃五至八碗飯」，明顯會讓孕婦攝取過多醣類，也確實會提高罹患糖尿病等危險。

我從來不遵守那樣的營養建議。對於孕婦，我通常不建議攝取白飯、麵包或是麵食，而是鼓勵她們「盡量以肉類、魚類、雞蛋、起司以及蔬菜為主，讓自己吃得飽飽的」（具體建議為肉類兩百公克以上、雞蛋三顆以上等等，相關詳細內容後述）。

我從二〇一〇年十一月（營養師加入團隊之前）就開始實行這樣的飲食建議，並且提供住院期間的限醣餐點。遵守我建議的孕婦，尤其是妊娠糖尿（身體處理醣類的能力在懷孕期間衰退所引起之短暫症狀）病患完全沒有人出現過症狀惡化問題，原本就罹患糖尿病的孕婦也能順利生產。

在我的診所當中，有越來越多的「肉食寶寶」誕生至這個世界。

「聰明的孩子」只吃肉

接下來，我從婦產科醫師的角度再舉一個淺顯易懂的實例。這個例子的主角，就是離開母親肚子而來到這個世界的嬰兒。

每一本育嬰書，都會寫著如何讓嬰兒吃離乳食品。新手媽媽真的非常辛苦，每天都要用盡心思，甚至是硬塞入嬰兒嘴裡餵食。

剛開始接觸離乳食品的嬰兒，特別討厭吃粥。那麼，嬰兒到底喜歡吃什麼呢？有育嬰經驗的人們心中應該都有答案才對。

嬰兒從小就喜歡吃的食物，其實是肉類（包括海鮮在內）。

在我的診所裡，我只會建議用肉類當離乳食品。只要將肉磨碎成泥，嬰兒就會吃得很開心，甚至會自己吵著要吃。

許多媽媽聽到這裡，都會不可置信地表示：

「什麼？真的有那麼簡單嗎？為什麼？」

其實，肉類本就是人類的主食。相反地，米飯才是距離主食最遠的食物。

許多日本的大人，完全不知道這個「常識」（反而是嬰兒的本能比大人更清楚這個事實）。相信有不少媽媽從小就被教育認為白米對身體好，吃米飯是再普通不過的事情。在這樣的情況之下，自然會在小孩出生滿四個月後開始餵他吃粥，逼迫嬰兒習慣白米的味道。

只不過在眾多嬰兒之中，仍然有只吃肉的「聰明孩子」。

身為婦產科醫師，至今約有兩萬次懷孕及生產相關看診紀錄。同時，我也會前往我的故鄉千葉市，為三歲幼兒進行健康檢查。

在健檢會場中，經常有媽媽愁眉苦臉和我討論著下列的問題。

「這孩子偏食得很嚴重……」

圖表 1 ｜嬰兒出生六個月時只喝母乳會有缺鐵問題

嬰兒所需鐵質吸收量與母乳內鐵質含量及出生時嬰兒體內的鐵質存量

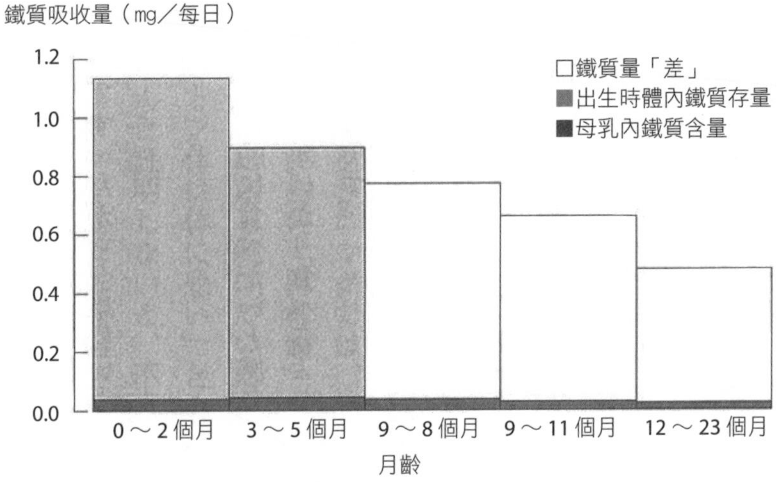

資料出處：世界衛生組織（著）・戶谷誠之（譯）《補完食》（日本ラクテーション・コンサルタント協会，2006年）

「是怎樣的偏食法呢？」

「他從小就不吃飯也不吃菜，只肯吃肉。」

聽到這邊，我總是不加思索地回答：

「別擔心，這是個很健康的孩子。媽媽妳根本不需要擔心，今後繼續讓他吃肉沒關係。」

聽到這句話，孩子的媽媽便露出放心的表情。相反地，在一旁的營養師及護理師反而扳著一張臉對我抱怨：「醫師，你這樣不行呀！怎麼能鼓勵孩子過著營養不均衡的生活……」

我一點也不在意他們那樣的

抱怨。

「這位媽媽，這孩子不好養嗎？」

「一點也不！」

相反地，有些三歲小孩不太吃肉，反而喜歡吃白米飯及蔬菜。那樣的小孩體型往往偏瘦弱，而且老是東張西望或跑來跑去靜不下來。另一方面，愛吃肉的孩子卻是體型健壯，而且也沒有人會過動。

事實上，世界衛生組織（WHO）在近年來曾發表一篇名為〈出生六個月之後只喝母乳的嬰兒會嚴重鐵質不足〉的研究報告（圖表1）。由於肉類當中富含鐵質，所以我們也可以解讀為「鐵質不足＝肉類攝取量不足」。這份報告明明是全球醫學及營養學相關從業人員都能閱讀的研究成果，但日本似乎沒多少人讀過。正因如此，健檢會場上的營養師及護理師才會那樣抱怨我。

想吃肉是孩子們的本能，讓他們吃肉才能養出健康的小孩。從醫學及營養學的角度來看，愛吃肉的孩子比只吃米飯的孩子要好得許多。

米飯的主要成分為醣類。關於醣類，本書將會深入解說，而這種物質其實跟「毒品」

具備相同的作用，若嬰兒從小養成這種錯誤的飲食習慣，那麼在成癮效果之下將會出現更多喜歡米飯這種不健康食物的日本人。換言之，這是個無止盡的惡性循環。

這樣的現象，其實是相當殘酷且罪孽深重的。

在孕婦及嬰兒協助下所完成的全球首篇論文

身為婦產科醫師的我，之所以會相信「限醣飲食對身體健康有益」與「酮體對身體有益」，其背後最大的主因，就是眾多勇敢的孕婦及健康有活力的嬰兒。

所謂酮體，是指在不吃米飯及砂糖的「限醣飲食」下，人體自然增加的「熱量物質」，而這種物質正是來自於脂肪酸。

在日本現行的醫學及營養學常識當中，酮體增加代表著人體處於「饑餓或重度糖尿病」狀態，過去被視為是相當危險的生理現象。

大部分的婦產科醫師都深信「酮體濃度過高會造成胎兒發育不全及智能不足」等問題，因此會建議體內酮體濃度過高的孕婦放棄生產，或是建議注射治療糖尿病的胰島素針劑。

不過在我的診所裡，不管有沒有執行限醣飲食，每一位血中酮體濃度「異常偏高」的孕婦，都平安產下健康寶寶。

我個人認為，若是不透過臨床研究來證明「酮體有害人體」是個錯誤的醫學常識，那麼不幸的孕婦及胎兒只會繼續受到漠視，因此我拜託前來診所看診的孕婦，讓我在懷孕期間及生產前後，為孕婦本人及嬰兒進行精密的血液檢查。

由於這是個實驗，所以我早就做好沒有多少人願意幫忙的心理準備。沒想到在聽過我的說明之後，絕大部分的孕婦都爽快同意。根據這份珍貴的臨床實驗數據，我在二〇一二至二〇一三年於日本糖尿病・懷孕學會發表論文，宣導「酮體濃度過高也無害孕婦及胎兒」以及「限醣飲食反而能夠安產」等概念。

當時學會對於我的研究報告，提出抗議且情緒化地斥責我，在我看來這樣過份的態度一點都不像是醫療相關人員所屬團體應有的行為。

然而在那之後，全球各地陸續發表關於限醣飲食及酮體相關的醫學及營養學研究報告，而且各國的保健機構也陸續大幅修正過去所訂立的「基準值」。這些變化，都徹底顛覆日本的醫學常識。

我也在二〇一六年九月協同高雄病院理事長，同時也是限醣醫療界第一把交椅的江部康二醫師，領先全球發表一篇名為〈胎盤、胎兒及新生兒體內的酮體濃度皆偏高〉的學術論文。所幸，這次並未像數年前一樣遭受非科學性的批判與抗議。這或許是因為正確的醫學及營養學概念已經普及的緣故，但我想這一切的功勞，都是來自於過去那些挺身協助我的孕婦及嬰兒。

飲食典範轉移，從醣類轉為脂肪

其實，「限醣飲食對身體健康有益」及「酮體有益健康」的概念，不只適用於孕婦及胎兒。

我認為在生活習慣病（第二型糖尿病※注2、肥胖、血脂異常、高尿酸、缺血性心臟病、腦血管病變、慢性阻塞肺疾病、骨質疏鬆症、部分惡性腫瘤、酒精性肝病變等）預防及治療相關的醫學和營養學飲食法，即將引發一場「飲食典範轉移」，也就是我們的飲食習慣將出現革命性的變化。

這個變化，其實和維持人體活動所需的「熱量來源」有關。換句話說，就是與「從醣類轉為脂肪」有關的重大變化。

如同人類從仰賴石化燃料進化到自然能源這個不可避免的重大變革，這場飲食典範轉移的趨勢，是任何人都無法阻止的潮流。

※注1　中華民國衛生福利部國民健康署未針對孕婦給予產婦營養建議指南。針對一般民眾衛生福利部國民健康署在二〇一八年「每日飲食指南」中建議：全穀雜糧類每日一・五至四平碗；豆魚蛋肉類每日三至八份；乳品類每日一・五至二杯（每杯二四〇毫升）；蔬菜類每日三至五份；水果類每日二至四份；油脂三至七茶匙與堅果種子類一份。

※注2　糖尿病可分為第一型及第二型。第一型糖尿病是傳染病或自體免疫異常，造成胰臟發生病變而無法正常分泌胰島素所致。此類患者通常需要每天施打胰島素針劑。另一方面，第二型糖尿病則是胰島素分泌量偏少，抑或是胰島素分泌時機錯誤所引起。現今日本的糖尿病患者，約有95％屬於第二型糖尿病。本書當中所提及的糖尿病，指的也是「第二型糖尿病」。在專業術語方面，通常會把胰島素的作用力稱為「胰島素抗性」或「胰島素敏感性」。換言之，我們所說的胰島素作用力不佳，是指胰島素抗性偏高，或是胰島素敏感性偏低的狀態。

第1章

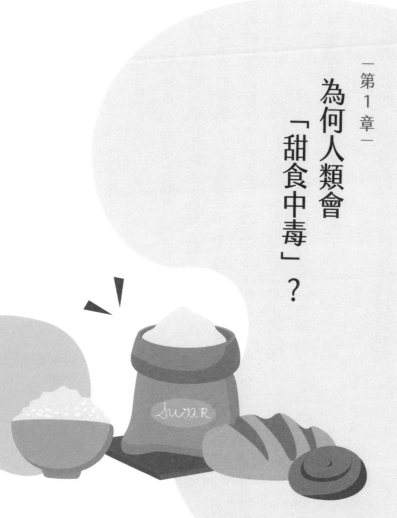

為何人類會「甜食中毒」？

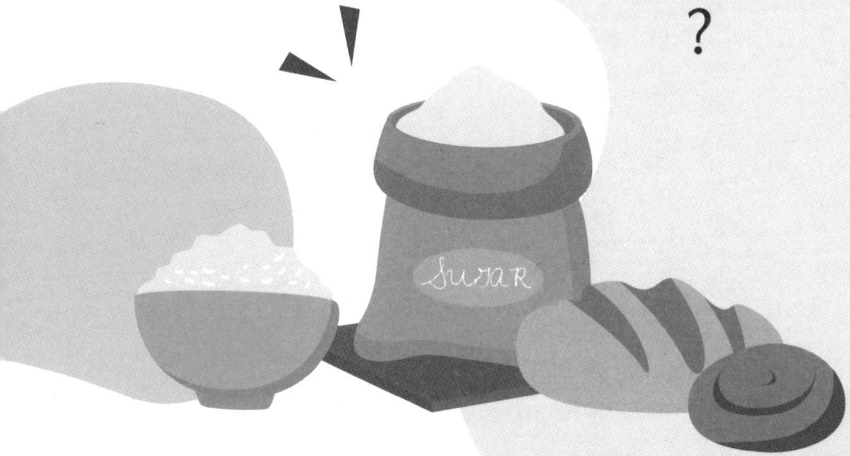

我曾經也是個「甜食成癮者」

在看過電視上那些綜合資訊節目之後，就不難發現近年來興起的「甜點風潮」完全沒有衰退的跡象。

事實上，我的老家是一間和菓子店，當時的我若是繼承家業的話，現在也會舉雙手贊同這股甜點流行風潮。

然而，我選擇當一位婦產科醫師，而且約在十年前發現自己罹患糖尿病，後來因為接觸限醣飲食法，所以現在才能完全擺脫「甜食」。

包括我自身的經驗在內，透過近年來各種醫學及營養學研究結果，我們可以清楚知道對於現今的日本人而言，「甜食」可說是完全「沒必要」吃的東西。不只是沒必要吃，更要避免吃，因為「甜食」對人體的負面影響實在是不勝枚舉。

然而，一般人對於甜食的常識，仍然停留在「吃甜食會發胖」或「吃太多甜食對身體不好」等表面程度的資訊。

「明知對身體不好，卻又無法不吃」，以極端的角度來看，其實這就是「成癮」狀態。本書最大的目的，就是幫助現代人擺脫這樣的成癮問題。

即便如此，那些砂糖產業相關團體，卻持續主張「砂糖使人變胖是天大的誤解」。他們的主張，其實是來自於熱量限制論，以下內容就是他們提出的論述。

「人是否變胖，完全取決於攝取熱量和消耗熱量的差異。不只是砂糖，包括任何熱量來源，只要持續過度攝取，就會變成脂肪並儲存於人體之內」（此內容節錄自獨立行政法人農畜業振興機構官方網站）。

熱量限制論的邏輯本身才是「天大的誤解」。在本書當中，將詳細解析這個論調。說穿了，砂糖產業利益團體所提出的論調也是造成「甜食中毒」不斷蔓延的主要原因之一。

歐美等國家都有砂糖相關產業所出資設立的研究機構，並且透過提供研究資金的方式，讓研究者寫出立場對本身產業有利的論文。

砂糖中毒因「經濟成長」而蔓延

其實在這場甜點風潮爆發之前，日本人早就吃了好長一段時間的「甜食」。

說到「甜食中毒」，就不得不提到砂糖。首先，我們來追溯日本人究竟是從何時開始像現在一樣「砂糖成癮」的呢？（獨協醫科大學特任教授，御茶水健康長壽診所院長白澤卓二醫師曾在〈日本有九成人口砂糖成癮〉及著作《讓你年輕10歲的零糖飲食：日本抗老權威的逆齡保健飲食祕訣》（「砂糖」をやめれば10歳若返ろ！，高寶出版，二〇一三年）當中就曾經提出警告）。

相傳，砂糖是在距今約一千三百多年前，也就是西元八世紀時由中國唐朝傳入日本。在當時，砂糖被奉為珍貴的藥品。

直到十六世紀，在日本與南蠻（自十五世紀與歐洲進行貿易後，南蠻則指歐洲、東南亞地區為主）貿易頻繁發展之下，蜂蜜蛋糕等甜點逐漸傳遍日本各地。同時間，日本的和菓子也慢慢普及。一開始砂糖是來自海外的舶來品，但在薩摩蕃（現在的九州鹿兒島縣）等地開始栽種甘蔗之後，日本國內也開始具備生產砂糖的能力。

在砂糖普及之前，日本常用的甜味劑主要是麥芽所製成的麥芽糖、蜂蜜以及名為甘葛的樹汁。

目前日本的砂糖自給率大約為百分之三十三（二〇一五年，農林水產省・食料需給表），堪稱是全球最大的砂糖輸入國。然而，對於以前的平民百姓而言，砂糖在長久以來都是珍貴的物資。

在明治時代，每一位日本人的砂糖年消費量約為五公斤左右。雖然在第二次世界大戰

圖表 2 ｜日本國內的砂糖消費量推移表

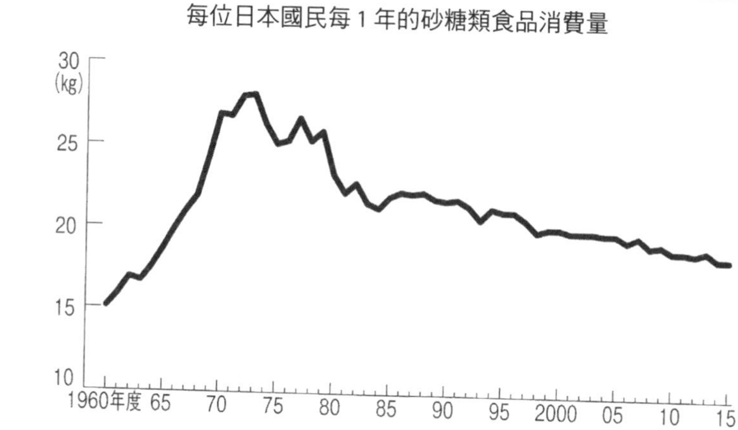

資料來源：農林水產省「食糧給需表」
註：食糧給需表當中所刊登的「每位日本國民每 1 年的砂糖類食品消費量」為「每人每年消費量」。此外，資料中所提到的砂糖類食品，包括商店中尚未銷售及過期丟棄之食品量，並非指「攝取量」。

之前持續成長至每人十五公斤，但在大戰期間則是明顯減少，戰爭接近尾聲時甚至趨近於零。到了第二次世界大戰結束後，日本人的砂糖消費量快速增加，最高紀錄是一九七三年所創下，大約每人每年消費約二十八公斤的砂糖。

有趣的是，一九五〇年代中期到一九七三年正是日本的經濟成長期，而日本的砂糖消費量則是在同時期持續攀升（圖表2）。

當時的都會區，到處都是被稱為「金蛋」的年輕工廠勞工。即便是在鄉下地方，也有許多勞工在炭坑或建築工地揮灑汗水。對於大量消耗體力的勞工而言，加入許多砂糖的食物才是所謂的人間美味。

不過這背後的原因，可能還包括日本民眾的生活品質提升，所以人人都吃得起過去所謂的奢侈品。

在醫學及營養學上，也曾有段時間單純認為「醣類最適合」用來補給熱量及消除疲勞。

回顧過去的歷史，日本人之所以會「砂糖成癮」，似乎和經濟起飛這種短時間內所出現的特殊現象有關。

然而，那樣的壞習慣卻持續到今日。最主要的原因是，除了一般民眾之外，醫師及營養師等專家那些根深柢固的「錯誤常識」。

十八世紀後期到十九世紀前期的英國，正面對著改變人類歷史的工業革命時期。相傳，加入大量砂糖的紅茶及飲食習慣，也是在那時普及到平民百姓階層。在工業革命之前，砂糖在英國可說是專屬貴族的食物。工業革命時期的英國其實也和經濟成長期的日本一樣，有著工廠勞工急速增加的現象。然而，英國的「砂糖成癮」背後還有一個特別的原因，那就是英國在當年統治了許多生產甘蔗的殖民地，因此也面臨必須大量推銷砂糖的商業活動。

相同地，「砂糖成癮」之所以會在日本蔓延開來，相信背後也和商業行為脫不了關係。我想，應該不只有我這麼認為才對。

白米等同大量的「砂糖」

我曾經針對喝糖水（十四顆方糖，約五十五公克）以及吃一碗白米飯（精米一百五十公克）這兩個飲食行為，進行食用後一小時血糖測量實驗。各位猜猜看，哪一邊所測出的血糖值比較高？

「一定是砂糖水比較高吧？光是喝下去所感受到的甜味就完全不同呀！」

相信不少人會如此認為。然而，每一碗白米飯當中所含的醣類，大約有五十五公克之多。那麼，我再請問各位一次。請問，哪一邊的血糖值較高呢？

或許有人會回答說：「液體和固體的消化與吸收率不同，所以還是砂糖水比較高吧……」

很可惜，那樣的答案是錯誤的。不管是砂糖水還是白米飯，在食用後一小時所測到的血糖數值完全相同。

那麼，白米飯和麵包比較之後，哪一個的餐後血糖較高呢？這想都不用想，一定是麵包比較高。撇開添加大量砂糖的甜點麵包及蛋糕不說，就連原味吐司所造成的血糖值也高於白米飯。

白米飯與麵包＝米與麥，這些都可稱是「隱性砂糖」。

從近年來席捲各地的甜點風潮來看，其實是一種對人體健康極為危險的現象。電視上不時可見名人在吃海綿蛋糕時大喊著「吃起來不會太甜，好好吃呀！」。從提升血糖的反應來看，根本就不是那麼一回事。

危害我們身體健康的醣類，反而大量存在於「吃起來不甜」的食物當中。最具代表性的食物，就是白米飯、麵包以及麵條。換言之，白米以及小麥這些在世界各地被視為主食的「碳水化合物」（穀類），其實含有過多的醣類，會引發血糖升高，引發肥胖以及糖尿病等嚴重的現代病。簡單地說，這些主食就是破壞人體健康的元兇。

若我們無法擺脫「米飯成癮」（若說有九成人口有砂糖成癮的問題，那麼米飯成癮人口應該有十成之多吧？），那麼就會一輩子深受肥胖及糖尿病等疾病所苦。

所謂碳水化合物，是指「醣類混合膳食纖維的食物」（圖表3）。若從醣類下去進行分類，還可細分為單醣類、雙醣類以及多醣類等類型。單醣是指葡萄糖、果糖以及半乳

圖表 3｜碳水化合物可細分為膳食纖維、糖質與醣類

碳水化合物
- **膳食纖維**……纖維素、水溶性膳食纖維、難消化性糊精等
- 糖質
  - **多醣類**……澱粉（米或根莖類的主成分）、糖原、糊精、寡糖等
  - **糖醇**……還原麥芽糖、木糖醇、赤蘚醇、麥芽糖醇等
  - **其他**……乙醯磺胺酸鉀、蔗糖素、檸檬酸、檸檬酸鈉等
  - 醣類
    - **單醣**……葡萄糖、果糖、半乳糖等
    - **雙醣**……焦糖（砂糖主成分）、麥芽糖、乳糖等

糖；雙醣包括焦糖（砂糖的主成分）、麥芽糖及乳糖；多醣則是包含澱粉（米和根莖類的主成分）及肝糖（又稱：糖原）。

就我自己的分類來看，醣類可分為兩種類型。其中一種，就像是單醣類中的葡萄糖及雙醣類的焦糖，放入口中就會瞬間散發出甜味的醣類（雖然葡萄糖嚐起來不像焦糖那麼甜）。另外一種，就像是多醣類當中的澱粉一樣，會在咀嚼過程中與唾液產生反應而散發出甜味。換言之，就是本身不帶甜味，「卻能夠讓血糖升高」的醣類。

若是罹患第二型糖尿病，只要一公克的醣類，就能讓血糖上升約三mg／dℓ（以下單位省略標示）。

肥胖患者會「說謊」!?

一開始，我想先說明一下「肥胖」這個問題。

近年來，醫學界盛行從基因層級來研究造成人類肥胖的「肥胖基因」。在這個研究當中，提到日本人的肥胖問題主要受到 β3-AR、β2-AR 以及 UCPI 這三種肥胖基因所影響。在這些基因存在與否或是基因多寡等條件下，每個人的基礎代謝（人體在靜止狀態下維持生命活動所需要的最低熱量消耗量）都不盡相同，因此就算吃了一樣份量的食物，有些人會容易變胖，但有些人就是沒什麼改變。換言之，每個人的建議熱量攝取量也會不同。

然而，我個人認為肥胖和基因可能一點關係也沒有。

在說明原因之前，我先來解說一個病例。這個病例的主角，是一位因為生理期不順而前來就診，體重約九十公斤的二十六歲女性。

一開始，我請這位女性依照時段寫出她過去一星期所吃過的東西。

其中一天，她早餐吃巧克力蛋糕和藍莓塔，午餐吃咖哩麵包、BLT 培根生菜蕃茄三明治以及可頌麵包，晚餐則是什麼都沒吃（是否真的完全沒吃就不得而知了）。另外一天，她早餐吃飯糰和三明治、午餐吃星冰樂，晚餐則是吃雞肉奶油蛋包飯。

從她的飲食紀錄來看，可發現一個很明顯的特徵，那就是她在一星期當中，真正吃到肉的次數僅有一次。就是在某天晚上吃肉的紀錄寫著：「少許鴨肉」。

相信不少讀者看到這邊，會驚訝地認為「她也太偏食了吧？」或是「感覺食量很小」。然而，從我的經驗來看，其實這是年輕肥胖女性常有的飲食習慣。不，嚴格來說，是年輕肥胖女性「常見的填寫內容」。

對於初診患者，我通常會確認他們當天是否有吃早餐。有趣的是，絕大部分的肥胖人士都會回答「沒有」。

老實說，我並不認為每一位患者都實話實說。有不少人為了強調「自己很清楚自己有肥胖問題」，因此往往會用敷衍的態度回答這個問題。

我想，這位女性患者應該也是那個樣子。雖然她的飲食紀錄應該有不少敷衍而未確實填寫的地方，但從她所填寫的內容來看，可以發現她有兩個重大的「誤解」。

我從她一星期的飲食紀錄當中，推測她可能認為「吃太多會變胖」。同時，她可能也認為「油膩的肉會使人變胖」，而米飯及麵包等「碳水化合物不會讓人變胖」。經我再次跟她確認之後，發現她果然是那麼認為。

事實上，這當中包含兩個與肥胖問題有關的誤解。換句話說，這位女性患者是因為知識不足而變胖。

「吃太多」不會使人變胖，而是「醣類過多」才會發胖

有個相當重要的觀念，希望各位能牢記在心。那就是，

①人類不是因為食物當中的脂肪或蛋白質而變胖，而是碳水化合物當中所含的醣類使人肥胖。

換句話說，就是

②「吃太多」不會使人變胖，而是「醣類過多」＝糖質攝取過多才會致胖。

除了一般民眾之外，這些誤解在鑽研飲食與健康的營養師心中，也是根深柢固的想法。

說到碳水化合物，營養師從來不會要求我們「均衡攝取碳水化合物、脂肪及蛋白質」，而是建議我們將攝取養分設定為「碳水化合物六、脂肪二及蛋白質二」。即便是提供住院餐的醫療現場，至今仍遵守這樣的飲食比例原則。

在日本厚生勞動省所推出的「日本人飲食攝取基準（二〇一五年版）」當中，記載著每人每日的建議攝取營養量為「蛋白質十三至二十（16.5）%、脂肪二十至三十（25）%以及碳水化合物五十至六十（57.5）%」（括號內數字為中間值）※注3。

換言之，那些營養專家及醫療菁英在長久以來，都在鼓勵大家「過度攝取碳水化合物＝致胖食物」。這真是天大的罪過。

我認為，日本就是在這種情況之下才會出現越來越多肥胖人口。

若是營養師能鼓勵大家將營養攝取比例修改為「碳水化合物四、脂肪三及蛋白質三」，那麼肥胖人口就會比現在減少許多，但日本的營養學相關學會及醫學學會，卻一點也沒有要修改的意思。

正因如此，醫學界才會像我剛才所說那樣，將肥胖的問題全都推給基因。就我的立場而言，即便不花費心思研究基因，只要徹底執行營養控制，肥胖的問題就能迎刃而解。

碳水化合物＝醣類＋膳食纖維

說穿了，「碳水化合物」是相當容易使人誤解的名詞。

如同上一節所述，碳水化合物在營養學上，是指「醣類加上膳食纖維的食物」。從醫學的角度來看，膳食纖維對人體有益，攝取過量並無弊害之處，但攝取過多的醣類卻會引起肥胖及糖尿病等健康問題。

舉例來說，菠菜、萵苣以及菇類當中所含的膳食纖維並不會促使血糖值上升。也就是說，吃下這些食物並不會使人變胖。造成血糖上升，也就是使人變胖的物質，是白米、小麥、薯類以及部分水果當中所含的醣類。

然而，營養師卻將有益人體及有害人體的東西混為一談，以單純的觀點將這些食物統歸為「碳水化合物」，並且建議我們「最好占整體飲食的六成」。這也難怪一般民眾會搞不清楚了。至今還有許多人認為「碳水化合物和砂糖是兩回事，所以碳水化合物不會使人變胖」。另一個問題點，就是在於碳水化合物這一詞的定義過於曖昧不明。

若想提升營養管理成效，更應該要明確將醣類與膳食纖維分開，並且重新檢討食物的攝取比例。其實，最重要的當務之急，就是重新審定飲食指導方針。

在日本營養師奉為參考依據的「食品成分表」（日本食品標準成分表，文部科學省）當中，除了明確標示各項食品每一百公克中所含的熱量（卡路里）之外，也明確列出每項食物當中所含的蛋白質、脂肪、碳水化合物、維生素以及礦物質等營養素含量。

然而，關於「醣類」卻只用「碳水化合物」一詞帶過，長久以來並未明確標示。因此，我也一直不斷地批判這個問題。

最後，這份食品成分表總算是在二〇一五年版（第七訂）將碳水化合物更改為「可用碳水化合物（單醣量）」。這份明確標示醣類含量的「碳水化合物成分表」，後來也重新編輯發行。不過仍有一個讓我覺得不太確實的標示，就是醣類含量表當中有個「澱粉醣類」。澱粉是一種葡萄糖的集合體，因此標示為「多醣類」會感覺比較沒有爭議。

只要運動就不會變胖是個「誤解」

「不管吃什麼或吃多少，只要運動就能變瘦。」這句話對我而言，根本是個天大的誤解。

一般而言，每天慢跑三十分鐘，並且持續慢跑二十天的話，就可減少約一公斤的體脂肪。簡言之，就是每天慢跑一小時的話，只要持續一至二個月的時間，就可瘦一至二公斤。若依照這個說法，就算一天當中所吃下的食物有高達六成的食物是碳水化合物，我們血液中的血糖也不會升高，也就是不會變胖。然而，事情並沒有那麼簡單。再說，大家都要工作，要養成每天慢跑一小時的習慣並非易事。

我認為在大眾交通工具尚未發展，人們都靠步行的時代，就算攝取過多的碳水化合物，也就是攝取太多的醣類，對身體健康並沒有什麼影響。

舉例來說，江戶時代的武士過去總是吃下許多米飯。幕府時代末期的志士坂本龍馬在土佐前往江戶的途中，可能一路不斷吃著大大的飯糰，但他的血糖值應該不會因此升高。最主要的原因，是因為他一整路都用雙腳步行。據說在江戶時代的旅行中，人們每天走上十小時是司空見慣的事。

除了運動帶來相當的效果之外，當年的「食品市場」不像今日充滿醣類含量過多的東西，因此就算吃下大量米飯也不容易變胖。或許是我太多慮，但總覺得現代人為了降低心中的罪惡感，被迫在吃飯之後從事過度的運動。

在我看過某家超商的活動商品之後，覺得受到不小的衝擊。

在這個特大號的便當中央有白米飯，周圍則放著番茄義大利麵、奶油義大利麵、薯條、炸雞塊、炸水餃、咖哩烏龍麵以及炒麵拌飯。除了炸雞塊是蛋白質之外，其餘的內容物都是碳水化合物，而且一個便當只要日幣八八八元。

每天吃這樣的便當，不知道會有什麼後果。我想，早晚會變胖，而且罹患糖尿病吧！

名為「老媽的味道」、「小時候的味道」的陷阱

因為很重要，所以我要再說一次。無論你怎麼限制卡路里的攝取量，只要攝取醣類，就會造成血糖上升且變胖。

明明知道會使人變胖，但為何人們就是無法戒掉「甜食」呢？我認為「飲食習慣」是相當重要的原因之一。

聽說美國歌壇的傳奇搖滾歌星貓王，每天都會在大大的麵包裡抹上一整瓶的花生醬，並且夾入一堆香蕉後再大快朵頤。貓王本人聲稱，那才是「全世界最美味的食物」。

後來貓王的體重破百，才四十二歲就因為心臟痲痺而死於自家浴室。

據傳貓王在小時候，一整年都吃著媽媽親手做的香蕉花生醬三明治。這在美國的貧窮家庭是相當普遍的食物，對於貓王來說更是一種「老媽的味道」。

貓王的母親在他二十三歲時離世。我想他一定是因為思念母親，才會在成名之後，每天仍吃著香蕉花生醬三明治。相反地，即便貓王是一位紅遍全球的超級巨星，卻鮮少聽聞他去過高級餐廳吃牛排等美食。

從這位國際巨星的故事當中，我們可以清楚了解到小時候所吃的食物相當重要。或許

是因為小時候的飲食習慣，讓貓王覺得吃甜食是一種「能夠感到生存價值」的行為。然而那樣的生存價值，卻會令人壽命縮減，說來實在相當諷刺。

因此對大人來說，讓孩子在年少階段養成「不吃甜食的習慣」，其實是相當重要的事。

然而，現今我們身邊充斥著零食及含糖飲料，要養成不吃甜食的習慣，便成為極困難的一件事。

二公升的碳酸飲料就會讓血糖值飆升至五百

一開始，我曾提過一個將十四顆方糖（五十五公克）溶於水中的砂糖水實驗。正因是實驗，所以必須硬著頭皮喝完。想當然，那是一杯極甜又難喝的飲料。

然而，只要將這杯砂糖水倒入碳酸飲料並且冷藏之後，就會搖身變為好喝的飲品。若可口可樂是一杯只有甜度而沒有碳酸汽泡的飲料，它還會如此熱賣嗎？恐怕沒人會願意喝它一口吧？

無論這杯可樂加了多少碳酸汽泡，喝起來有多麼清涼順口，裡面的醣類含量和沒汽泡的糖水根本是一樣的東西。舉例來說，一瓶二公升的可樂當中就含有二百公克的醣類，若是一口氣喝光，血糖值就會上升至五百左右。

有一種急性糖尿病稱為「寶特瓶症候群」。這種疾病於一九九〇年被正式命名，其正式名稱為「軟性飲料酮酸中毒」，好發於短時間大量攝取高含糖飲料的年輕人。

所謂「酮酸中毒」，是指「酮體」的血中濃度升高，導致血液酸鹼值出現異常的酸血症。酮體在本書是相當重要的關鍵字，因此這邊重複說明一次，請各位務必牢記以下重點。

血中酮體濃度升高的現象，對於人體並非只有壞處。根據近年來的醫學研究結果顯示，血中酮體濃度升高對人體反而有益。

由於我們身邊充斥著許多含糖飲料（碳酸飲料或運動飲料），因此人們比起過去更容易攝取到糖質（而且是精製糖）。

雖然許多報導指出近年來的白米消費量降低，但取代白米的其他碳水化合物及各種麵類與麵包不斷問世。

就連零食也是一樣，有不少零食的原料都是米粉、麵粉、玉米粉以及馬鈴薯粉等碳水化合物。由於許多零食都是這些澱粉所製成，使得材料成本降低且獲利空間變大，因此商業上也廣受注目。

請各位務必小心。我們現今所生活的環境，儼然陷入糖質過多而且危害健康的狀態。

大型企業的「甜蜜誘惑」

人手一杯的含糖飲料，無論是超市或連鎖飲料店所販售，除了少數是添加蔗糖外，大多都是添加名為「玉米糖漿」（High-fructose corn syrap, HFCS）的人工甜味劑。

美國是玉米糖漿原料的輸出大國，其主要生產地正是被稱為「玉米帶」的美國中西部。其中最著名的玉米產地是愛荷華州，幾乎整個州都是玉米田。

或許你也曾經在電視上看過，這些地區的農夫是開著小飛機，將種子撒入面積相當於日本一個縣那麼大的玉米田之中。在這邊大量生產的玉米，通常是具備強力抗蟲與抗病害的基因改良玉米。

這些玉米在收成之後，並不會直接被製成食材而進入市場，而是絕大部分被製成生質燃油（替代石油的燃料）、家畜飼料以及玉米糖漿。

可口可樂過去也曾經採用蔗糖所製作的砂糖，但現今則是使用玉米糖漿。最主要的原因，是玉米糖漿比砂糖便宜，而且供給比較穩定。

當然，不只是可口可樂，許多「甜食」都會添加玉米糖漿。在一九七〇年代之後，玉米糖漿在全球普及，而甜食及含糖飲料也因此成為人人唾手可得的食物。

事實上，我不覺得這種「唾手可得」是一件好事。相反地，我認為這是一件壞事。正因為這些食物唾手可得，所以像是寶特瓶症候群這種危害人體的健康問題才會快速增加。

另一個題外話，我也認為基改玉米種子的存在是一件壞事。

基改玉米不只影響人體健康，最令我感到憂心的是那些打著「價格便宜」及「收成＝供給穩定」等口號而大量輸出基改玉米的美國大企業還打算獨占全球農業市場。

這種來自美國的基改玉米有個很可怕的地方，就是一旦播種過一次，之後就必須持續購買相同的種子才有辦法種出玉米，也就是一種「支配・奴隸系統」。

正因如此，使用基改玉米所製成的玉米糖漿等加工品才能如此便宜。

美國農業相關的大型企業背後，通常都有著相當強大的政治靠山。為了這些美國企業的獲利，日本人在不知不覺中被利用而攝取過多醣類。就事實而言，這麼說一點也不為過。

醣類過剩會變得討厭吃肉

在吃「甜食」的時候，體內除了血糖值上升之外，還會出現各種變化。

在我的診療經驗中，當一個人吃太多甜食的時候，就會變得不想吃肉類或蛋類。這是為什麼呢？

在攝取醣類之後，被儲存於人體當中的維生素B群（豬肉中所含成分）就會有攝取不足的問題出現。這也就是為何吃太多米飯或含糖食物之後，我們體內就會缺乏維生素B群。

維生素B群是相當重要的營養素，可促進細胞中的「三羧酸循環」（TCA cycle）發揮作用，藉此產生人體活動所必須的熱量。

舉例來說，有個疾病叫腳氣病，其成因是缺乏維生素B1，若是未加以治療與改善，甚至可能導致患者因為心臟麻痺而死亡。其背後的原理，是人體缺乏維生素B群，導致三羧酸循環無法正常運作，而無法產生心肌活動所需的熱量。

事實上，「來自脂肪酸的酮體熱量」也能促進心臟活動，關於這部分下一章會另行說明。

在昭和時期後半，腳氣病與結核病同時被稱為日本的「兩大國民病」。關於腳氣病的因應對策，下面故事是最為廣為人知的實例。

在尚未發現腳氣病成因是缺乏維生素B1的明治時代，日本發現英國海軍罹患腳氣病的人數相當少，因此參考英國海軍的飲食習慣，將白米飯改為麥飯之後，竟然大幅減少日本的腳氣病患者（當年的大麥不像現今一樣精製加工，因此當年的麥飯當中含有豐富的維生素B1）。另一方面，繼續吃白米飯的日本陸軍，則腳氣病的問題完全沒有改善。據說當年主張麥飯治療腳氣病毫無根據，因此建議日本陸軍吃白米飯的人，正是當年的軍醫森鷗外。

所謂的三羧酸循環，就是將我們吃下去的脂肪（脂肪酸）、蛋白質（胺基酸）以及糖質（葡萄糖）轉換為熱量的機制，而該機制的第一步就是將糖質轉換成熱量。

一旦糖質攝取過多，人體就會優先消耗維生素B群來將糖質轉換為熱量，因此輪到使用脂肪及蛋白質轉換熱量時，人體就會處於維生素B群不足的狀態，而三羧酸循環也會因此無法正常運作。

換言之，即便這時候體內的脂肪與蛋白質處於過多的狀態，身體仍會告訴我們「已經用不著，所以不需要了」。

然而，這時候人體仍然需要熱量。在之後的章節當中，我會仔細說明人體產生熱量的機制，但這邊要先告訴大家一個概念，那就是糖質不經三羧酸循環也能夠轉換成熱量。

因此，當人體熱量不足時，就會想吃那些轉換成熱量時不需要維生素B群的「甜食」，這其實是一種惡性循環。

如此一來，人體就會處於無法將脂肪及蛋白質轉換成熱量的狀態。

據說觀察糖質攝取過多的人之後，會發現帶有三羧酸循環機制的「粒線體」顯得沒有活力。

粒線體可讓人活力充沛，偏向喜歡脂肪或蛋白質的「肉食」。例如高齡一〇五歲，仍在聖加路國際醫院擔任榮譽院長的日野原重明先生，就是一位愛好肉食的前輩。某位活到一一七歲的義大利女性，則是從小就過著每天吃三顆蛋的生活。

這種生理現象和「回憶」以及「習慣」相同，是一種光靠自己「意志力」而無法抗拒的糖質過多誘因。

「甜食」是一種「毒品」

我們都可以感受到「甜味」的魅力。為何人們會如此容易掉入「甜食」的陷阱，並且甘心成為它的俘虜呢？

我曾提過，糖質攝取過多的誘因和「回憶」與「習慣」息息相關。即便沒有吃過的經驗，但人體會反射性覺得「好吃」，並且會想要去吃看看（這和我們失去嬰兒時期的感受性有關）。

不只是想像的感覺而已，當我們覺得疲累時，只要吃一口「甜食」，就會覺得自己精神變好了。請各位回憶一下吃巧克力或蛋糕時的感受。相信許多人在那一瞬間會覺得自己很幸福。

說到「甜食」大家都會想到砂糖，但白米和薯類等碳水化合物中的澱粉，在進入體內也會立即轉換成葡萄糖（砂糖）。

事實上，砂糖就像是「毒品」一樣，能對腦部造成強大影響。

換言之，「甜食」是一種和我們自我意識無關，而是能對腦部直接發揮作用，並誘使我們攝取更多糖質的危險物質。

御茶水健康長壽診所的院長白澤卓二先生曾在這幾年將危險物質進行分類。他將毒品（古柯鹼、海洛英、LDS 等）列為「強力毒品」，並將大麻、香菸及酒精列為「軟性毒品」，同時把砂糖及白米等食物分類為「溫和毒品」。他想藉此呼籲大眾，這些東西都具備引發成癮的危險。

人類對於透過注射、吸食、飲用及吞食等方式，把各種物質送入體內的行為會產生「快感」。當部分物質在腦神經內形成「愉悅迴路」（pleasure circuit），那麼人體就會變得想要攝取更多該物質。

雖然程度上有輕重之分，但無論是強力毒品、軟性毒品或是溫和毒品都會使人成癮，同樣都會在大腦內部形成惡性循環。

白澤醫師指出，砂糖和白米也一樣，在「精製」的過程之中，會使「甜食中毒」問題變得更嚴重。

白米高於糙米，白砂糖高於黑糖，不含雜質而純度愈高的食物，其成癮性就會愈高。

戒斷症狀包括焦躁、不安及妄想

關於甜食的成癮形成機制，容我在這邊詳細解說。

我所說的「愉悅迴路」，是腦科學中所提到，大腦內部名為「報償迴路」（reward circuit，獎勵作用與行為刺激的主要來源，A10 神經系統）的腦神經網絡系統。

所謂報償迴路，是指位在中腦皮層當中，會因為滿足欲望而活化的神經系統。當報償迴路受到刺激時，腦內就會分泌神經傳導物質「多巴胺」，使人出現強烈的快感。

例如在工作、讀書或是運動等行為上受他人評價，或是達成設定目標時，都會使人感到快感（幸福感）。事實上，這些感覺都是「多巴胺報償迴路」所產生的作用，而我們的大腦也會不斷想要更多那樣的快感。這就是為何我們會有「想要再一次、想繼續加油」等念頭，而這些念頭就是我們所說的集中力與持久力。

非法藥物等強力毒品，會對腦內的多巴胺報償迴路產生強烈刺激。然而，強力毒品不像人們埋首於工作那樣，只是促使多巴胺正常分泌，而是會在促使多巴胺分泌的同時，破壞接收快感的神經（受體）。

因此，大腦會變得無法「斟酌」，並無視於身體的自我意志力，不斷地增加攝取量，並使人出現成癮症狀與焦躁、不安、妄想等戒斷症狀，嚴重的話還會導致死亡。

事實上，砂糖白米和毒品一樣，都會對腦內的多巴胺報償迴路產生強烈刺激。因此，這些看似無害的食物，其實很有可能會引發無視自我意志力的成癮症狀。

白澤醫師所著的《讓你年輕10歲的零糖飲食：日本抗老權威的逆齡保健飲食祕訣》（高寶出版，二〇一三年）以及《白米中毒》（Aspect 出版社，二〇一三年）當中，就曾經針對這種與「甜食中毒」相關的報償迴路機制，介紹許多受過腦科學驗證的研究論文。

舉例來說，美國普林斯頓大學的研究團隊就曾經利用白老鼠進行實驗。在這場實驗當中，研究人員用砂糖對實驗鼠的腦神經發揮作用（多巴胺分泌及依核的變化等），同時印證濫用、戒斷（戒斷症狀）及渴望等中毒反應的腦科學機制，都和毒品成癮完全相同。

除此之外，該實驗也證實飼料中砂糖濃度超過百分之十時，實驗鼠便會出現砂糖成癮問題。

當然，單純的白老鼠實驗並不能跟人類的飲食習慣相提並論。即便如此，對於孩童及年輕人所喝，砂糖濃度超過百分之十的含糖飲料，我們可以合理懷疑它具有「成癮性」。

植物操作「味覺＝腦神經」的生存戰略

有件事讓我覺得很有趣，那就是藥物原料並非動物，而是植物。

絕大部分的醫療藥物，都是以植物作為基底所製成。最淺顯易懂的例子，就是我們身邊常見的中藥。即便是西藥，也大多來自於植物。例如過去人們會將毛地黃葉萃取物作為心臟病治療藥物，後來在研究該成分的化學結構之後，才透過人工合成的方式製造出心臟病治療藥物。

近年來，多酚這些植物色素中所含之抗氧化成分，可用於抗齡及預防疾病的健康常識也普及開來。

就連香水、辛香料及染料也是一樣，絕大部分的原料都來自植物。僅少部分來自於動物，例如香水業裡最廣泛用到的香料——來自麝香鹿生殖腺的麝香，就是相當知名的香水原料。

多達二十至三十萬種植物之所以能夠生存至今，背後都有各自的原因。例如眾多植物具備能夠誘惑動物，而且動物自己也無法產生的毒品成分、醫藥成分、香氣成分以及營養素。正因為動物有所需要，所以這些植物才能成長得更為茂密茁壯。

只要蜜蜂或蝴蝶停在花上吸食花蜜，受粉的種子就可殘留在地球上。為吸引更多的蜜蜂及蝴蝶，植物的花朵也會不斷進化。

無法活動的植物為擴大散播種子的範圍，有些會讓種子乘著風四處飛散，有些則是會選擇讓動物吃下果實，再隨著動物的糞便移動到其他地方，甚至是吸引動物前來取食葉子，並趁動物靠近自己時，讓種子附著在動物皮毛上，再隨動物移動到他處。

為受到動物們的青睞，植物會不斷進化果實與葉子，希望能夠讓吃過的動物能夠一試成主顧，因此就算是演化成帶有成癮性成分也不足為奇。

當然，這些植物並非是靠「意識」，這只是一種演化的結果。例如植物會讓自己的果實吃起來更為香甜，花朵會更加顯眼亮麗，為的就是增加動物靠近自己的機會，使自己在競爭當中能夠存活下去。

除了植物，動物其實也有喜好特定植物的理由。例如，無尾熊就只吃尤加利樹葉。據說最主要的原因，是尤加利樹葉帶有毒性，所以其他動物幾乎不吃，而無尾熊在沒有競爭者的情況下可以安心獨占，不愁斷糧。

仔細想想，肉食性動物也是因為植物才有辦法生存。雖然肉食性動物不會直接攝取植物，但卻會捕食那些以植物為主食的草食性動物。因此，若世界上沒有植物存在，會使草食性動物也隨之消失，那麼肉食性動物也會變得難以生存。

當然，所有生物中最大的贏家還是人類。畢竟人類廣泛使用植物，甚至活用至工業製品上。

如同千葉大學研究所齊藤和季教授於《為何植物能做成藥》（文春新書，二〇一七年）當中所述，人類之所以能成為最大贏家，完全得歸功於「植物那蘊藏四十億年生命歷史的隱忍戰略，以及能巧妙與人類等生物共存於相同環境的相互作用」。

也許動物，尤其是人類，至今仍被植物的生存戰略給玩弄於股掌之中呢。

我們總是認為自己有所需求，才會栽種稻米、小麥、甘蔗以及甜菜等「甜食」，但從植物的角度來看，他們只是透過操作人類味覺＝腦神經的方式，來使人類對它們產生依賴性，因此它們才能夠順利持續生長與繁衍。

不依賴人工甘味劑

如同先前所述，是人類讓那些含有廉價玉米糖漿的甜味飲料，以及利用碳水化合物所製成的零食流通於這個世界。這是個不爭的事實。

對於該現象，我們也可以解讀成是因為商業需求，人類才會利用植物「甜味」的成癮性，來持續增加自己的忠實主顧。

就現代的飲食習慣來看，這已經不是植物所設下的陷阱，而是人類利用植物所打造的牢籠。這一切的根源，或許是來自於洗腦式的宣傳，造成大家認為攝取糖分是生活富裕的象徵。

另一方面，像是「零卡可樂」這種添加人工甘味劑（乙醯磺胺酸鉀、蔗糖素等），不會造成血糖上升的飲料及零食也充斥著整個市場。若將「甜食商機」全都轉為採用這些甜味材料，或許可暫時改善甜食對於健康的影響。

此外，人工甘味劑不像植物的「甜味」一樣帶有成癮性，因此不會造成食用者依賴。這也是為什麼在喝「零卡可樂」一段時間之後，不會像喝一般含糖可樂一樣「想要一喝再喝」。

上述內容是人工甘味劑的好處，而且僅此而已。換言之，愛喝可樂的人（無法擺脫甜食成癮問題的人），遲早都可能回去喝含糖可樂。

簡單地說，就是「人工甘味劑不如砂糖美味」。但根據我個人推測，其實那和人工甘味劑不會導致血糖上升的特徵有關。

我曾經在喝完「零卡可樂」之後，測量人體在血糖上升時所分泌的荷爾蒙（生理活性物質），也就是「胰島素」的分泌量變化。測量結果顯示，胰島素的數值完全沒有變化。也就是說，人工甘味劑不會促使血糖上升，因此人體也不會分泌胰島素（這是我身為糖尿病患者的測量結果，但健康人士可能會有不同的測量結果）。

事實上，胰島素分泌時會刺激腦部的進食中樞，使人們出現「想再多吃一點」的欲望及需求。關於胰島素，在後面的章節會再仔細說明，但在上述的原理之下，因為人工甘味劑不會促進胰島素分泌，才不會使人出現「想要更多」的「習慣」（然而，在使用人工甘味劑「糖精」的白老鼠實驗當中，發現糖精和毒品一樣會造成實驗鼠處於成癮狀態）。

砂糖中毒的人雖然有此傾象（白澤醫師表示約有九成日本人），但卻沒有人出現人工甘味劑成癮問題。因此，我認為這樣的差異和血糖以及胰島素多少有關。

反過來說，這種胰島素在腦內所引起的「欲望」，其實也是甜食中毒的主要原因。

運用不讓血糖值上升的「甜」

我自首，我曾經是個愛喝可樂的人。大約在十年前，我罹患糖尿病，之後我改喝「零卡可樂」一段時間。最後，我總算完全擺脫了可樂的糾纏，現在只要喝「無甜味」的咖啡及茶，也能讓我感到滿足。

為持續實踐限糖飲食，短暫仰賴那些不造成血糖上升的「甜味」，其實是個不錯的方法。

我之所以贊成「短暫」仰賴，是因為大部分的人工甘味劑都含有類似神經毒氣的化學成分。當我們持續攝取三十年、五十年或是八十年，沒人敢保證不會對健康造成危害。正因為有這樣的隱憂，才有不少推行限醣飲食的醫師都主張「千萬不可仰賴人工甘味劑」。

對於那些嚴格的想法，我總是這麼反駁。「在選擇投靠天皇派或幕府派的江戶時代當中，討論未來的明治時代根本就沒有意義。」

換言之，當務之急是先想辦法擺脫「甜食」的糾纏，因此沒有理由拒絕可以幫助我們的人工甘味劑。

先把幕府末期的問題解決，並且進入明治時代之後，再來討論明治時代的問題即可。我認為，這就是我們對於人工甘味劑應該抱持的態度。市面上的商品在未來會持續汰舊換新，或許人類在未來會開發出更好的人工甘味劑也說不定。

現今眾多醫師在推行限醣運動時，不只是向引發血糖升高的「甜食」宣戰，還同時把戰線延伸到「對抗人工甘味劑」，這麼做反而會讓大家亂了陣腳，讓眼前的努力成果功虧一簣。

無論是各種報告的研究成果，或是我的自身經驗與診療經驗，都反映出最重要的一件事情，就是擺脫砂糖成癮的問題。

「甜食」會導致血糖上升。不過，這世界上也有不會造成血糖上升的「甜味」。既然如此，我們就應該好好利用那些甜味，來幫助更多人盡早加入限醣飲食的行列。

舉例來說，對於喜好吃「甜食」而罹患糖尿病的人，要求他「不准碰任何糖質」根本是難如登天。因此，不如教育他「利用人工甘味劑取代砂糖」，這樣子成功率還較高一些。

在執行限醣一段時間之後，患者就會慢慢變得不再依賴「甜味」，不久後就能順利擺脫人工甘味劑了。

人類原本的「主食」為何？

碳水化合物是可怕的「甜食」代表，但人類究竟是從何時開始以碳水化合物為主食的呢？對於我們的身體而言，碳水化合物真的是不可或缺的物質嗎？

為了找到真正的答案，我們必須追溯到許久之前。我想，在尋找答案的過程當中，我們將會發現「甜食」對於人類而言並非必要且容易擺脫。

雖然內容有點長，但接下來我想帶各位回顧一下「真實的人類史」，藉此說明限醣飲食本來就是最適合人類的飲食方式。

各位是否曾經想過，人類自誕生以來，究竟是以何為食才能存活至今日呢？接下來就讓我們大致回顧一下生命的起源吧！

我們所居住的地球，大約誕生於四十六億年前。在那之前，地球不過是個飽受各種氣體與塵石衝撞的小火球。那個小火球在不斷膨脹之後，空氣的溫度總算是開始下降。接著，水蒸氣化為大海並覆蓋地球表面，陸地也在此時形成，最後再變成一顆巨大的行星。

大約在四十億年前，地球上開始出現生命體。最初現身的生命體名為「原核生物」，這種生物並沒有能夠容納 DNA（基因）的細胞核。例如細菌或藍藻，就是所謂的原核生物。另一方面，擁有細胞核的生物稱為「真核生物」，例如黴菌和酵母等菌類，以及藻類等生物都是最具代表性的生物。早在二十億年前，演化出眾多動植物的最原始生命體就出現在地球上。

無論是哪一種生物，都是以有機分子（胺基酸、核鹼基、糖、脂肪酸以及碳水化合物等）或其他生物為食，但因為地球上還有透過光合作用就可產生有機分子與氧氣的藻類，所以整個生態圈便顯得更加豐富多樣。

真核生物與原核生物最大不同之處，在於細胞內是否存在著「粒線體」。粒線體能夠產生出細胞活動時所必需的熱量（ATP），也就是維持生命活動的工廠。

真核生物能利用粒線體將食物轉換成 ATP，藉此更有效率地獲取更多的活動熱量。當然，在我們人類的細胞當中也存在著粒線體，並利用氧氣將糖質（葡萄糖）、脂肪（脂肪酸）以及蛋白質（胺基酸）等三大營養素作為原料，生產出供給細胞所用的 ATP。這種擔負生命活動最根本的器官，可是在生命誕生二十億年之後才演化而來。

在粒線體出現之後，生物便開始迅速演化，並且不斷擴散分支。

關係與人類最為接近的靈長類，是在真核生物誕生後約二十億年，也就是距今約六千五百萬年前出現在地球上。後來，靈長類又細分為類人猿（黑猩猩）。猿人當中的地猿（地面上的無尾猴），又被稱為最接近人類的猿人，而地猿出現的時間，不過是七百至六

圖表 4 ｜人類的進化

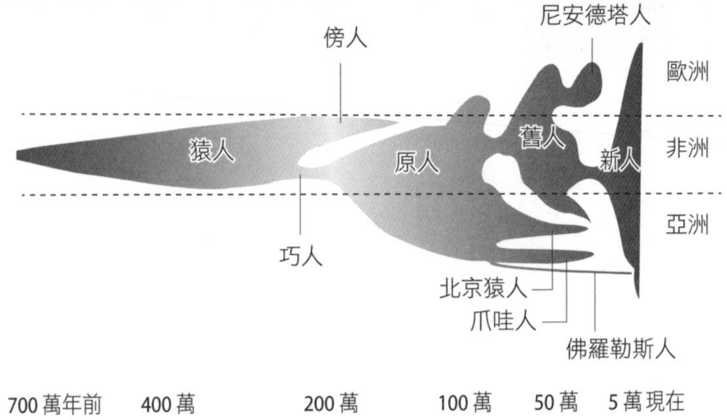

資料來源：馬場悠男（編）《人間性の進化（別冊日経サイエンス 151）》（日本經濟新聞出版社，2005 年）

百萬年前的事情（圖 4）。猿人在經過巧人（又稱為能人）的階段後，進化為直立人（能挺直站立的人，約在一百八十萬年前出現）。

到了三十至二十萬年前，東非出現一種稱為智人的進化人類（有智慧的人，又稱為新人）。智人其實就是今日的人類，大約在五萬年前離開非洲大陸，並開始移居到地球各地。

雖然眾說紛紜，但據說在智人出現的同時，早就有其他人類離開非洲大陸，並且移居到地球各個角落。包括原人及部分舊人（尼安德塔人，在三十五萬年前出現）在內，當時至少已經有六種人類生存在地球上。大約在二萬八千年至二萬四千年前，尼安德塔人徹底滅絕，而智人便成為生存在地球上唯一的人類。

據說在東非呈南北走向的大裂谷（寬三十五至一百公里，長度超過七千公里的巨大斷裂帶）當中，是發現人類骨骸最多的地方，但年代超過二百萬年的人類骨骸，至今只在非洲尋得，因此非洲大陸才會被視為人類的起源之地。除此之外，根據ＤＮＡ分析等結果顯示，人類的祖先就是從東非移動至歐亞大陸。

為何人類能在東非大裂谷當中持續不斷地進化呢？

最主要的原因，就是那邊的食物來源相當豐富，而且環境當中也充滿相當高的自然輻射。如同脖子長的長頸鹿及鼻子長的大象一般，人類的祖先在容易出現異變的地方居住，因此才會不斷進化。

這種「非洲單一起源說」以及「非洲出走說」幾乎已經成為全球通用的定論。

因為猿人的主食是植物，才會導致滅絕

前面的引言故事鋪陳得有點冗長，接下來我們就要進入主題。

生存於四百萬至一百萬年前的南方古猿（南方的猿侯）以及二百萬至一百二十萬年前

的傍人（接近於現今人類）等猿人，除了和類猿人一樣會吃果實、樹葉及樹芽等植物之外，也會吃肉食性動物所吃剩的動物屍肉。這樣的飲食型態，其實與今日的我們一樣，可說是雜食性動物。

那麼，他們的主食是植物還是動物呢？事實上，關於這點目前仍然沒有明確的答案。

據說，猿人幾乎不會透過狩獵行動來取得肉類。換言之，猿人就像植物一般，是透過採集的方式來取得肉類食用。

雙手較為靈活的南方古猿在吃完肉之後，會將殘留的骨頭收集起來，或是使用石頭將動物的骨頭敲碎，取食其中的腦部組織及骨髓。另一方面，雙手較為不靈巧的傍人就不使用工具，而是利用像石臼般的牙齒和有力的下顎來直接咬碎動物骨骸後，再食用其中的組織。不過也有一派學說認為，從傍人的口部構造來看，他們的主食雖然堅硬，但可能是植物的根莖等食物。

在推測這些猿人的主食時，我最注意的部分是「腦部組織大小」，以及影響腦部發育的「營養素」。南方古猿的腦容積為四百四十毫升，而傍人的腦容積則是五百毫升，其實都和黑猩猩相差不遠。另一方面，智人的腦容積為一千三百五十毫升，大約只有我們現今人類的三分之一左右。

為何猿人的大腦不會變大呢？

現今人類的身體，大約有百分之五十至六十為水分，另外有百分之十五至三十為脂質、百分之十四至十八為蛋白質，另外還有百分之五至六為礦物質。

不過最重要的地方，是大腦除了水分之外，有百分之五十至六十為脂質，且百分之四十至五十為蛋白質。其中，有三分之一的脂質是人體幾乎無法自行合成，只能透過食物攝取的脂肪酸。這些重要的脂肪酸，是植物當中相當少見，但卻富含於肉類及魚類之中的類型。

從這個重點來思考的話，就可推測出猿人大腦之所以無法變大，很可能是因為他們不太吃肉，而是以植物為主食，因此透過食物攝取的脂質不夠腦部組織成長所用。

從三大營養素的觀點來看，存在於植物當中的營養素主要是糖質。因此，猿人的主要活動熱量來源，就是這些存在於植物當中的糖質。舉例來說，若傍人的主食為植物根莖，會因為這些食物當中大部分是無法作為熱量來源的膳食纖維，而且糖質含量也偏低，因此必須持續吃上一整天才有辦法維持生命機能。

這樣的「飲食習慣」，或許就是造成猿人滅亡的原因。由於猿人的主食為植物，因此腦部就無法發育進化，造成他們無法發展出囤積食物的智慧，最後導致無法在生存競爭當中存活下來。

約在兩百萬年前，肉食讓人類的腦部急速發展

智人是從猿人分支而來，也就是從原人分支進化之後的物種，從原人到智人這個階段，人類的腦部出現大幅發展。

舉例來說，一百八十萬年前出現的匠人（勞動的人）腦容積大約有七百至一千毫升。同時間出現的直立人，其腦容積則有一千零四十毫升。至於接近智人的尼安德塔人，其腦容積則是高達一千四百五十毫升，比現代人還要多。

為何我們祖先的腦容積，會從原人時代開始出現大幅的成長呢？我想，各位應該都已經知道答案了。

事實上，人類從原人之後的飲食型態，已從草食變成肉食。也就是說，人類因為開始攝取營養價值高的肉類（脂肪與蛋白質），所以腦容積開始成長，同時智能也不斷進化，變得能夠思考如何在競爭中求生存。

在開始食用肉類之後，人類在促進腦部發育的行動方面也開始出現變化。

對於草食性人類而言，食物來源就在自己身邊，因此不需要耗費太多精力尋找食物，而且對於動物本身而言，也不需要太多的熱量與智能。另一方面，由於肉食性人類需要透過狩獵來取得食物。為了追趕獵物，肉食性動物需要更多的熱量，並且會發展出各種智慧來開發新的狩獵工具、學會使用火來烹煮食物，以及懂得如何與他人分工合作。

簡單地說，在草食轉移到肉食的飲食型態變化中，猿人在營養及行動方面，都與腦部發育進化有所關聯，而我們智人最後才得以生存至今。對於這樣的飲食型態變化，若從營養學的角度來說，就是從「高糖質、低脂肪、低蛋白」轉換為「低糖質、高脂肪、高蛋白」。正因有這樣的變化，人類才能夠存活到現代。

至於人類為何會開始吃肉，其實可能和二百五十萬年前的大規模氣候變遷及氣溫偏低的冰河期有關。

當時，巨大的樹木變得無法生存，而且植物的果實來源也減少。同時間，隨著草原地帶的擴大，草食性動物及肉食性動物的數量也持續增加。從年代來看，剛好與南方古猿以及傍人等雜食性猿人所生存的時代重疊。

其實人類在一開始，也和類人猿一樣棲息在樹上，並且過著只吃植物的草食生活。在進入冰河時期之後，因為巨大的樹木枯死而失去棲身之地，所以才會走下草原生活。在那之後，人類因為不需要用四肢抓緊樹枝且學會用雙腳站立步行，因此變得能夠自由使用雙手，之後甚至學會使用各種工具。

人類在剛進入草原生活時，可能是肉食性動物的食物來源。例如，他們很可能經常遭遇獅子襲擊。或許是為了保護自己不受外敵傷害，人類不得不發展出開發武器及集體行動的智慧。

若當年沒有冰河時期，若人類沒有進入草原生活，那麼人類的雙手就無法如此靈巧。或許，今日的人類還像猩猩一樣生活在樹上。

此外，原本被大海分開的大陸，在冰河時期的冰雪覆蓋下連接成一片，因此人類才會從非洲「出走」至地球的每個角落。

繩文人飲食中脂肪及蛋白質占八成，碳水化合物占二成

那麼，從前的日本人都吃些什麼呢？

先前我提到，智人大約在五萬年前從非洲出發，其移居足跡遍及全球。相傳繩文人的祖先是在四至三萬年前抵達日本列島。

從繩文時代初期到前期（一萬二千至五千年前）的聚落遺跡「鳥濱貝塚」（福井縣・若狹町）考古研究來看，可發現當時日本人的飲食內容比例如下：魚類、獸類、貝類占百分之五十八，堅果類占百分之十九，其餘則是一些水草的種子。

若從現代營養學的角度來看鳥濱貝塚居民的飲食比例，由於堅果是營養素中脂肪的來源，因此脂肪及蛋白質的比例高達八成，而碳水化合物則只占二成左右。

此外，在青森縣青森市郊區有個日本國內規模最大的繩文時代（五千五百至四千年前）聚落遺跡・三內丸山遺跡。在該遺跡的考古研究過程中，挖掘出大量的動物骨骸，而這些骨骸正是他們捕食野獸後所遺留下來。除此之外，還有許多植物種子、矛、叉以及釣鉤等狩獵工具。

當時日本人所吃的山產，大多是野兔或飛鼠等小型野獸，野豬及鹿等大型野獸比例較低，而研究人員甚至還在遺跡中發現雁及鴨等鳥類骨骸。在來自大海的食物方面，則是以鰤魚及鯊魚為最大宗，其他還有鯨魚及海獅等大型海生生物，另外也吃鯛魚及河豚等魚類。

在植物類食物方面，則是包括山葡萄、梨子、栗子、日本核桃、七葉樹果以及葫蘆等外來種。研究人員認為，當時的日本人已經開始種植這些植物。

不過在主食方面，三內丸山遺跡這邊的繩文人也是以脂肪與蛋白質為主，而不是所謂的碳水化合物。

簡單地說，在持續一萬五千年之久的繩文時代中，日本人的飲食習慣和那些在非洲居住數百萬年的祖先一樣，是以肉食為中心的「低糖質、高脂肪、高蛋白」飲食法。

約在六十年前，白米自給率達到百分之百

日本人大約是在繩文時代後期的三千年前，開始種植後來被視為「主食」的碳水化合物來源——稻米。另一方面，大約是在二千二百年前的彌生時代中期，稻作文化就已遍及日本全國。當時的收穫量並不多，完全無法被當成主食。

常常聽到有人說「米飯是日本人的主食」、「沒有米飯就沒有今天的日本人」。因此，許多人便會認為日本人從以前就開始吃米飯。然而，直到江戶時代或明治時代，日本人仍然無法將米飯當成填飽肚子的主食。

在明治時代的北海道警備・開拓屯田兵相關資料當中，記載著「將米與小麥、粟米以及稗粟混合至白米後再煮熟食用」。此外，在中日甲午戰爭（一八九四至一八九五年）時，日本的徵兵廣告上標示著「每天可吃六合米」。

對於明治時代的平民百姓而言，白米是相當珍貴的東西，遑論更早之前的時代。

另外在江戶時代的時候，武士的薪水是以「白米」計算，並且以名為「一人扶持」的最低單位，也就是相當於「每人每日五合米」的份量作為計算基準。在中日甲午戰爭展開的明治二〇年代，日本人對於江戶時代的事情都還記憶猶新。因此，有不少平民百姓都認為「每天可以吃六合白米是比武士更好的待遇」。

從明治到大正，甚至是到了昭和時代，日本農業的白米生產力仍然無法讓所有日本人充分地享用白米飯。事實上，日本人真正將白米視為「主食」，是第二次世界大戰之後的事情。

直到一九六〇年代，隨著秋田縣八郎潟湖的大規模拓墾計畫完成之後，日本的稻米自給率才達到百分之百。不過，稻米的供給到了一九七〇年代就已經出現過剩問題，因此當時還實施過稻作減產計畫。

從上述內容當中，可看出日本人正式將米飯作為主食的歷史，不過是近六十年的事情罷了。在那之前，日本人都是吃粟米、稗粟以及小麥。出生於一九四七年的我，在高中畢業前的便當裡裝的都是「麥飯」。

另一方面，至今仍有不少醫學及營養學相關專家主張「以米飯為中心的傳統和食，是讓日本人長壽的關鍵」。相信大家讀到這邊，應該已經知道那樣的意見根本就是「誤解」。

在這之前我也曾提過，日本的稻作習慣只有三千年的歷史傳統，而且米飯普及成為主食也是近六十年的事情。從整個人類的歷史來看，持續一萬五千年以上，將野獸肉及魚類作為主食的「肉食」，反而較為使人長壽。

若從人類史的角度來看，相對於長達七百萬年以上的狩獵採集生活而言，人類的農耕生活僅有二萬年的歷史。

農耕生活確實讓人口快速增加，但哪種飲食習慣較適合人類的問題，其實答案已經相當明顯。

因為「飲食習慣西化」而讓日本人成為世界第一長壽國

從日本人壽命變長的觀點來思考的話，問題的答案會更加清楚。

全球屈指的長壽國寶座，日本已經連續蟬聯三十多年。在一九五〇年時，男性的平均壽命為五十八歲，女性則是六十二歲。在當時全球知名的長壽國——荷蘭，男性的平均壽命為七十一歲，女性則是七十三歲。相較之下，日本人的平均壽命明顯短少許多。然而，日本人的平均壽命在那之後逐年攀高，到了二〇一六年的時候，日本男性平均壽命為八十・九八歲，女性則是八七・一四歲。

日本人在一九五〇年代時，吃的是以穀類及根莖類為主的傳統和食。從一九六〇年開始，偏油的西方飲食習慣變普及。這時候，日本人的平均壽命便隨之持續延長。

換言之，非日本傳統食物當中所含的脂肪，卻讓日本人的壽命變長。因此，這種隨著時代而變化的飲食新習慣，說不定反而是一種正確的選擇。

全日本的日本人在吃傳統和食的時代，日本人的壽命並不長。日本人變長壽是近數十年的事情。說極端一點，日本人變長壽是因為肉類攝取量變多的關係。

事實上，最近的研究報告也指出「西方飲食反而能使人長壽」。

舉例來說，日本國立癌症研究中心有一項持續二十五年的全國性「多目的世代研究」（長期性的團體追蹤研究），是以全國十處保健所管轄內約八萬名四十歲至六十九歲男女居民為對象，從一九九〇年持續追蹤其健康狀態至二〇一二年，並在二〇一七年四月發表研究成果，表示「西方飲食模式會造成整體死亡率、癌症死亡率以及心血管疾病死亡率下降」。

這項研究當中所提到的「西方飲食模式」，是指攝取「肉類、加工肉製品、麵包、果汁、咖啡、軟性飲料、美乃滋以及乳製品等」。簡單地說，就是以脂肪與蛋白質為中心的飲食習慣。

雖然有不少專家指出這些西方飲食習慣「會導致生活習慣病增加」，但這項由日本國立癌症研究中心所主導的大規模追蹤調查，卻顯示包含癌症在內，西方飲食習慣讓日本人的死亡率降低。

很可惜的是，這項研究並不認為白米飯、味噌湯、醬菜、魚類料理及水果所組成的「傳統和食」與日本人長壽化有所關連。

吃太多白米會使人短命

日本的傳統飲食是讓日本人長壽的主張，可說是完全沒有科學根據。和食的碳水化合物比例偏高，若單純認為那是一種長壽飲食，其實是相當危險的一件事。

舉例來說，近年來常聽到有人說秋田縣居民的壽命比其他縣市還短。最主要的原因，可能是秋田人非常喜歡吃醃蘿蔔等醬菜，因鹽分攝取量過多而容易引發高血壓，導致死於腦中風的人相對較多。

然而，秋田縣居民的問題不只是鹽分攝取過多而已，還有與醬菜一起吃的白米飯。事實上，白米飯會導致血糖上升，連帶著也讓血壓跟著升高，甚至引發腦中風。

在一九七〇年代，東北大學榮譽教授近藤正二先生所著之《日本的長壽村與短命村》一書，是相當知名的暢銷書。這本書的主要內容，是從一九三〇年代中期開始，針對日本全國九百九十個鄉鎮村所進行的飲食生活調查。在這本書之中，早就提到白米消費量高的地區，其居民的壽命都偏短。

例如志摩（三重縣）海女與能登（石川縣）海女的死亡率就有明顯差異。能登海女的死亡率之所以較高，是因為白米攝取量差異所引起。

美國哈佛大學的研究團隊曾在二〇一二年的時候，重新分析過去各項飲食習慣的相關研究（對象超過三十五萬人，追蹤期間為四至二十五年），針對經常食用白米飯的日本與中國，以及不常食用米飯的美國與澳洲研究後，發現日本與中國的第二型糖尿病發病率風險明顯偏高許多。

日本抗衰老研究代表之一的白澤卓二醫師曾在二〇一三年出版《白米中毒》這本書名充滿震撼力的書。在這本書出版之後，世人才開始注意到米飯對健康所造成的危害。

在許多出現和食的電視節目當中，對於調味完美的菜餚總是以「有這道菜的話，幾碗飯都吃得下」這句話作為稱讚之詞。然而從健康層面來看，其實這只是害人糖質攝取過多的惡魔誘惑罷了。

※注3　中華民國衛生福利部國民健康署在二〇一八年「每日飲食指南」中建議：每日飲食指南三大營養素占總熱量比例範圍為：蛋白質10～20%、脂質20～30%、醣類（碳水化合物）50～60%。。

一第 2 章一

「醣類過剩」就是如此恐怖！

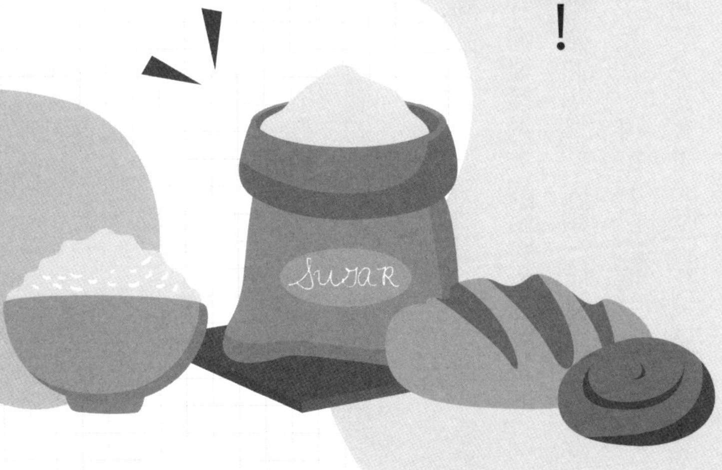

動物園裡的猴子因為香蕉太甜而生病

英國德文郡的佩恩頓動物園，正在執行「猴子進食香蕉計畫」。在了解糖質攝取過多對身體影響，這是一個相當簡單且清楚的實例。

該動物園禁止猴子食用的主要原因是，「現在猴子所吃的香蕉和野生香蕉不同，因為糖分含量太高，對園區內的猴子而言並不健康」。簡單地說，就是過甜的香蕉會使猴子罹患糖尿病、蛀牙以及腸胃不適。因此，該動物園決定不再餵食猴子吃香蕉。在執行這項計畫之後，猴子的健康狀態明顯獲得改善，而且打架喧鬧的次數變少，彼此之間變得較為融洽和平。

其實，高級食材「鵝肝醬」也是相當具體的例子。大家都知道，鵝肝醬就是鵝的脂肪肝，也就是透過人工過度餵食的方式，讓鵝的肝臟堆積過多的脂肪所形成。

為了讓鵝的肝臟累積大量脂肪，人類不是餵食油花多的肉類，而是讓牠們吃下大量的玉米。製作鵝肝醬的人，會把煮熟過的玉米磨成泥狀，再拉開鵝的嘴巴強制灌食，而這樣的餵食期間大多持續一個月。如此一來，健康的肝臟就會變成脂肪肝，最後變成人類餐桌上的高級鵝肝醬。

同理可證，當我們人類持續且大量攝取玉米這些碳水化合物之後，最後也會有脂肪肝的問題。

這邊再舉一個有關於人類的例子。居住在加拿大及格陵蘭等高緯度地區的因紐特人（原為人類之意），也就是我們俗稱的「愛斯基摩人」。所謂愛斯基摩，在當地的語言意指「吃生肉的人」。如同俗稱民族名稱一樣，他們過去主要的食物，就是海獅這些狩獵而來的動物生肉。

換言之，因紐特人自古以來，就是一支過著限醣飲食的民族。或許是因為這樣，所以他們的健康狀態算是非常不錯。

然而，許多過著都市生活的因紐特人，卻開始出現生活習慣病等健康問題。

老化的元兇，就是醣類攝取過多所引起的「糖化」及「老化」

糖質過多也是促成「老化」的主要原因之一。當血糖值升高時，血液的黏稠度就會變高，不只會造成血管容易阻塞，更可能因為血糖值過高而造成細胞或組織受損，而引發所謂的「糖化」現象（圖表5）。

圖表 5 ｜「糖化」與「氧化」

「糖化」＝燒焦老化

- 糖化是指葡萄糖與構成細胞和組織的蛋白質，因體溫加熱結合在一起而形成。
- 促使胰島素過度分泌的糖值過多問題，也會引發人體糖化。
- 隨著糖化問題持續嚴重，人體內會產生「糖化終產物（AGEs）」，使得維持皮膚、骨骼以及血管彈力的膠原蛋白纖維斷裂，並且造成細胞劣化。

「氧化」＝生鏽老化

- 氧化的主要成因，是糖質等物質在轉化為熱量時所產生的「自由基」。原本自由基對人體有益，但過多則會變成有害物質。
- 胰島素濃度升高，是造成自由基增加的主要成因。
- 氧化會使細胞劣化，並造成基因受損而加速人體老化。

所謂糖化，就是葡萄糖與構成細胞和組織的蛋白質，因體溫加熱而結合在一起的現象，也就是類似「燒焦黏著」的感覺。

在糖化持續惡化的部位，會形成具有強烈毒性的「糖化終產物」（Advanced Glycation End Products，簡稱為AGEs），也就是會直接加速人體老化的成因物質。

AGEs對於膠原蛋白纖維（維持皮膚、骨骼以及血管彈力的蛋白質之一）的傷害特別嚴重，不只會使肌膚出現皺紋及鬆弛等問題，據說還會引發心肌梗塞、腦梗塞、骨質疏鬆以及白內障等健康問題。

在人體加速老化的現象方面，或許大家較常聽到的是「氧化」。細胞在產生熱量的過程中，一定需要使用到氧氣，但用剩的氧氣卻會變成高毒性的「自由基」，並對細胞、組織甚至是基因造成損傷。這樣的現象，就稱為氧化。

先前把糖化比喻成燒焦一般，那麼氧化就可以說像是「生鏽」一樣。自由基不只會讓肌膚變得乾荒且出現斑點，還可能是引發動脈硬化及癌症等疾病。

事實上，人體在攝取糖值時所分泌的胰島素，會促使人體產生過多的自由基。

換言之，糖質攝取過多會促使「糖化」及「氧化」兩大老化元兇快速形成。

為何過去五十年之間，糖尿病患者多了五十倍？

如同前述，糖質過多的代表性健康問題，就是「肥胖」與「糖尿病」。

其中，糖尿病又是最為嚴重的疾病。因為糖尿病會引發各種併發症，甚至會造成患者死亡。

簡單地說，糖尿病是指血液中糖含量數值異常偏高的疾病。

血糖值會在餐後上升，並且慢慢地往下降，並在下一次用餐之前維持在一定數值範圍內。就一天吃三餐的健康人士來說，每天早、中、晚餐後，血糖值都會在正常範圍內上升，而其他時間則是穩定處於正常值之內。

然而，糖尿病患者卻不是如此。糖尿病患者不只是餐後血糖值異常偏高，就連餐後過一段時間或空腹時，也會持續處於異常偏高的狀態。

一旦糖尿病的病情過重，患者就可能罹患導致失明的「糖尿病視網膜病變」、致使四肢壞死的末梢神經病變「糖尿病神經病變」，甚至是會危害性命的「糖尿病腎病變」。

除此之外，糖尿病患者的抵抗力會變差，所以更容易罹患嚴重的傳染病，進而誘發併發症之外的各種疾病與死亡。

最可怕的是，即便是血糖持續處於異常偏高狀態，人體還是不會出現明顯的自覺症狀。大部分都是特別想睡覺，或是經常腦袋一片空白而已。因此，大部分患者都是到醫院接受檢查之後，才知道自己的糖尿病嚴重程度。

根據日本厚生勞働省的推估，二〇一六年日本罹患糖尿病機率極高的「罹病者」大約有一千萬人（圖表6）。在一九六〇年代，日本的糖尿病罹病者人數大約只有二十萬人，因此在過去短短五十年之內，人數竟然暴增五十倍之多，而且這個數據紀錄還在持續往高處更新中。除此之外，同一份報告中也指出，可能罹患糖尿病的「糖尿病預備軍」推估有一千萬人之多（二〇一六年）。相較於十九年前，二〇一六年日本的糖尿病罹病者加上預備群人數多了六百萬人以上（相較最多的二〇〇七年減少約二百萬人）。

圖表 6 ｜糖尿病罹病者及預備群人數推移

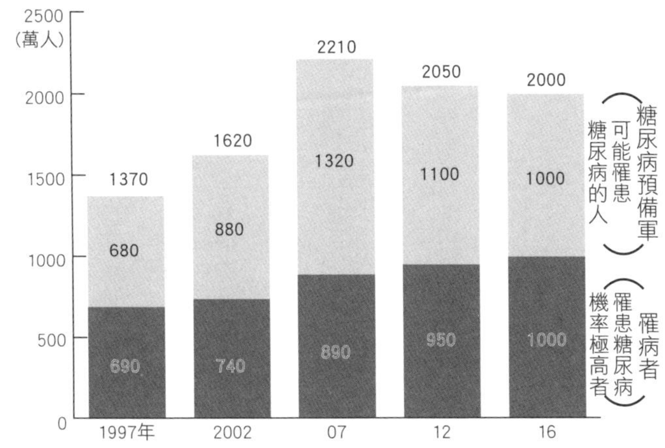

資料出處：日本厚生勞働省「國民健康 · 營養調查」

放眼全球，只有日本的糖尿病患者人數增加得最快。

有一份關於日本各縣市糖尿病患者住院人數的比較數據，令我特別感到興趣。

日本厚生勞働省在二〇一四年的調查結果顯示，全日本因糖尿病住院的患者當中，人數最多的是高知，其次是鹿兒島、山口、熊本、富山以及長崎。另一方面，東京、埼玉、神奈川、千葉、愛知等都會區，則是低於全國平均人數。

簡單地說，糖尿病是一種常見於鄉下的疾病。

先前我提到過，「運動能使血糖值下降」。然而，或許有人會無法理解，因為鄉下有不少人會因為下田工作而活動身體，為何糖尿病患者人數反而偏多。事實上，都會區因為鐵路等大眾運輸網完善，所以步行移動的機會多，而鄉下則是因為交通不便，所以大部分人都是以車代步。換言之，居住地區越是鄉下，步行的機會就越少。

尤其是鄉村地區的高齡者，他們的飲食習慣仍然和過去一樣，總是以白米飯及根菜類等含醣量高的碳水化合物為主。他們除了不太吃富含脂肪及蛋白質的肉類之外，而且也不太運動，因此才會容易罹患糖尿病。

明治時代的糖尿病治療法為「禁食澱粉及砂糖」

日本究竟是從多久以前，就對糖尿病這種疾病有所「認知」呢？

許多日本人都知道，平安時代過著奢華生活的藤原道長，是日本第一位糖尿病患者。雖然糖尿病的併發症是失明，但因為患者會處於極為口渴的狀態，因此當時的日本人又稱糖尿病為「飲水病」。

江戶時代中期的日本醫師，已經能夠掌握眼疾之外的併發症，因此據說「在一百名患者之中，能夠治癒二、三人」。到了明治時代，糖尿病又被稱為「蜜尿病」。相傳當年的治療方法，就是「禁食澱粉及砂糖」以及「攝取綠色蔬菜」。這些概念都和我所倡導的限醣飲食相近，對於先人的卓越之見，讓我感到十分驚訝。

人類最早在一八八九年發現糖尿病是來自胰臟問題的疾病。後來在一九二二年的時候，人類開始透過投予胰島素的方式來治療糖尿病。在隔年，也就是一九二三年的時候，日本也引進這項胰島素療法。

事實上，在利用藥物降低血糖值的胰島素療法發明之前，全世界的糖尿病治療方法都和明治時代的日本一樣，主要採行禁食碳水化合物及砂糖的限醣飲食。

然而，人類在一九九二年展開胰島素療法，讓患者可在正常飲食下降低血糖值。爾後，隨著胰島素的普及化，限醣飲食便受世人忽視，而全球的糖尿病患者也能開始正常攝取碳水化合物。在這個胰島素療法時代中，就連日本的醫師也會對糖尿病患者說：「你可以安心吃白米飯」。

另一方面，在一九七〇年代之後，美國展開一項研究飲食及糖尿病關聯性的十年追蹤調查。例如，他們將糖尿病患者分為好幾組，接著分別對患者進行改變熱量及糖質攝取量的飲食指導，並且持續追蹤觀察患者的改善結果。

在這項追蹤調查之下，研究人員發現一九九〇年代所提倡的熱量限制療法，並且無法有效維持患者體重。接著在二〇〇四年確認熱量限制療法並不能有效控制糖尿病的病情。接著在二〇〇八年的時候，指出持續監控患者糖質攝取量才是改善糖尿病病情的重要關鍵。

直到二〇一三年，美國糖尿病協會才正式發表「限醣飲食為治療糖尿病的選項之一」。

現代醫學所累積出來的研究結果，竟然和胰島素療法發明之前，也就是九十年前所施行的傳統療法相同。這樣的結論，讓人覺得大家都白忙了一場。

不過，大部分的事物都是以螺旋狀的路線發展。從這樣的角度來看，醫療手法也很有可能在繞一大圈之後，再度回歸傳統的路線。

當然，對於胰臟機能衰竭的第一型糖尿病患者而言，胰島素療法是維持生命的醫療手段。關於這一點，我抱持相當認同的態度，但對於飲食習慣所引起的第二型糖尿病，我卻擔心隨意進行胰島素療法的話，反而會讓糖質攝取過多所引起的問題更加嚴重。

揭發限制熱量無效性的「久山町研究」

《糖尿病飲食療法參考用食品對照表》是一本由日本糖尿病學會從一九六五年就出版至今的手冊。這本手冊除一般民眾參考之用外，也是日本營養師必讀聖經之一，也就是所謂的營養指導教科書。

這本手冊的第一版，就曾經明確記載熱量限制要搭配限醣飲食施行。舉例來說，在這個指導原則之下，營養師在進行限醣飲食指導時，除了要求患者限制「每天攝取熱量為一千八百大卡」之外，還要求「每日砂糖攝取量要低於十公克」。

在《糖尿病飲食療法參考用食品對照表》最新的第七版（二〇一三年）當中，除了將整體飲食中的碳水化合物適當攝取比例設定在百分之五十至六十之外，也明確記載：「餐後血糖值會隨著飲食中碳水化合物（嚴格來說是糖質）的含量而有所改變，因此在控制血糖時，最重要的是掌握飲食當中的碳水化合物（糖質）含量。」

雖然手冊提到糖質對於血糖值的影響問題，但在那段文章之後卻沒忘記再加上但書，其內容提到「長期且極端的限醣飲食可能會引發腎臟疾病或動脈硬化問題的惡化，因此不是非常建議執行」。

日本糖尿病學會之所以會這麼說，恐怕是將胰島素療法設定為優先治療有關。相較於明確指出「限醣飲食為糖尿病的治療選項之一」的美國糖尿病學會而言，究竟哪一方才是真誠的科學理論呢？

關於熱量限制無效性及限醣飲食必要性，日本也有一項全球知名且相當值得參考的世代研究。

這項研究，是一項名為「久山町研究」的生活習慣病相關調查。這項從一九六一年便展開至今的研究計畫由九州大學的醫學團隊所主導，地點選在鄰近福岡市的久山町（二〇一七年七月一日的人口數為八六四七人），並將研究對象鎖定在四十歲以上的居民。

久山町研究成果的評價相當高。舉例來說，久山町研究室日本第一個從流行病學的角度，發現高血壓是引發腦中風的主因，同時可透過減少飲食鹽分攝取量的方式來有效改善及預防。在另一方面，久山町研究也發現糖尿病是引發心肌梗塞、腦梗塞、惡性腫瘤以及阿茲海默症等疾病的主要成因。

久山町研究從一九八八年到二〇〇二年的研究重點，就是透過營養指導及運動指導的方式來改善並預防糖尿病。在營養指導方面，則是我剛剛所說的教科書內容。簡單地說，就是「熱量限制」以及「飲食六成為碳水化合物、二成為脂肪、二成為蛋白質」。

這項研究最後獲得失敗的結果。在進行研究的十四年之間，糖尿病患者及罹病高風險者的男性人數從百分之十五增加至百分之二十三・六，而女性人數則是從百分之九・九增加至百分之十三・四。其中，大約有六成的四十歲以上男性，成為「糖尿病預備軍（前期患者）」（包括患者及罹病者）。

換言之，無論推行任何運動，只要民眾持續接受「熱量限制」以及「飲食六成為碳水化合物、二成為脂肪、二成為蛋白質」這種糖質過多的營養指導，糖尿病患者不但不會減少，而且患者人數還會越來越多。

從這樣的失敗案例來看，相信大家都能感受到限醣飲食有其存在的必要性。我在此重申，讓血糖值升高的兇手，正是食物當中所含的糖質。

醣類讓血糖值升高，並促使身體分泌胰島素

有一件事非常重要，那就是在我們的日常生活中，「任何糖質都會造成血糖值上升」。對於這樣的科學常識，是可以透過一些概念來正確掌握的。

我們透過飲食所攝取的所有糖質，都會在胃部被分解成葡萄糖，並在經由小腸吸收之

後再進入血液之中。血液中的葡萄糖濃度，就是我們所說的血糖值。

蛋白質也會造成血糖值稍微上升（主要是受到名為糖質新生的生理現象所影響。所謂糖質新生，是指胺基酸在肝臟被轉化為糖的生理現象），但脂肪對於血糖值卻完全沒有影響（雖然美國糖尿病學會也表明「蛋白質和脂肪對血糖值無直接影響」，但卻又指出蛋白質對血糖質具有間接性影響）。

基本上，只要記住一個大原則，那就是只有食物當中所含的糖質會造成血糖值上升（感冒或疲勞等身體不適的時候，或是抽菸、藥物副作用都可能造成血糖值上升）。

另一方面，到現在仍有不少專家堅信「油膩的西方飲食習慣，是造成糖尿病患者急速增加的元兇」。然而這是個天大的誤會。

因為很重要，我在這邊再次重申。在三大營養素之中，造成血糖值上升的元兇不是蛋白質或脂肪，而是糖質。

當血糖值上升時，「胰島素」可發揮降低血糖值的作用。胰臟內有個名為胰島的部位，而該部位β細胞所分泌出來的賀爾蒙就是胰島素。對於一般人而言，聽到胰島素的這個名詞，第一個反應就是糖尿病的治療藥物。

當我們攝取糖質時，身體就會分泌胰島素。換句話說，「糖質是唯一促使人體分泌胰島素的食物」（雖有研究報告指出蛋白質也會促使血糖值上升，但相較於糖質而言，蛋白質的影響可說是相當細微）。這也是相當重要的一個概念，因此請各位務必牢記。

當人體分泌胰島素時，血糖值就會下降，但血液當中的葡萄糖並不會因此憑空消失。這些糖會被人體（肌肉或肝臟等細胞）所吸收，並且被轉換為中性脂肪及糖原，最後儲存於人體當中。

胰島素的主要功能，就是抑制人體再次使用那些儲存於肝臟當中的糖原。

有許多不清楚糖會在胰島素作用下轉換為脂肪的糖尿病預備軍，會誤以為「只要注射胰島素，血糖值就會下降，所以沒什麼好擔心的」。

我先前有提到，有些專家誤以為脂肪含量過多的飲食是引發糖尿病的原因。我認為最主要的原因，是他們把胰島素從糖質所轉換的脂肪，跟食物當中所含的脂肪混為一談所致。

飲食當中所含的脂肪，人體會透過小腸所吸收，超過一定程度的份量之後，就不會受人體吸收，而是以糞便的型態被排出體外。另一方面，飲食當中所含的糖質則不會像脂肪一樣被排出體外，而是大部分留在人體之中，並且以脂肪的型態被儲存於人體之中作為熱量來源。

簡單地說，我們吃下一百個糖質，那麼最後這一百個糖質都會完整留在我們體內。另一方面，當我們吃下一百個脂肪，最後留在我們身體裡的脂肪則只有五十個。

糖質是能幫助身體形成骨骼及細胞的重要營養素，雖然部分糖質會被轉換為胺基酸，但糖質主要還是會以脂肪的型態儲存於人體之中。

有些專家指出，從基因特徵來看，「日本人的胰島素分泌能力本來就比歐美人低，因此比較容易罹患糖尿病」。除此之外，也有專家表示「歐美人原本就是畜牧民族，在幾百個世代演化之後，他們的身體變得容易產生大量胰島素。然而，過去為農耕民族的亞洲人，卻擁有完全不同的體質」。

我在上一章曾經提過，人類以肉食為中心的生活型態長達數百萬年，因此歐美人及亞洲人並沒有太大的差異。況且，我們已經知道胰島素的分泌與血液中的葡萄糖濃度有關，而跟脂肪一點關係也沒有。因此就我的觀點而言，那些專家的說法不只是誤解，甚至是一種誤導。

不過，那些提出錯誤觀點的專家，其實也有自己的根據。美國有一項糖負荷試驗，是用來測量美國人的胰島素分泌量。這項試驗也在日本進行，最後發現日本人的胰島素分泌量和美國人「相差三倍」。

不過，美國人在糖負荷試驗中所使用的份量為一百公克，但日本人使用的份量則只有七十五公克，在兩者數據相差一・三倍的基準上，測量出來的胰島素分泌量當然不會相同。事實上，若以相同條件進行測量的話，美國人和日本人的胰島素分泌量並沒有太大的差異。

吃白米飯並使用藥物的「誘發投藥」治療

對於糖尿病高風險族群，絕大部分的營養師都會要求限制飲食所攝取的「熱量」。舉例來說，營養師通常會指出：「油花多的肉熱量太高，所以盡量少吃，要吃肉的話就吃雞胸肉。」除此之外，還會追加一句：「碳水化合物對身體很重要，所以要確實攝取。」

從每一公克熱量的角度來說，糖質為四大卡、脂肪為九大卡，而蛋白質為四大卡。

如同我一直所說，那些都是錯誤的飲食指導方式。在這邊，我就為大家解說一個淺顯易懂的例子。這個實例的主角是我的患者，她是一位四十多歲的女性。

在驗尿檢查後，我發現她尿液中的糖分量以及尿糖都呈現超標反應，而且血糖值還高達四百。一般而言，平時血糖若超過一百四十就算是罹患糖尿病。

後來我請她裝設可以持續監測血糖值變化的器材「CGM」，並且告訴她：「請依照妳平時的飲食習慣吃飯，同時完整記錄妳所吃過的食物，並且在五天之後回診。」最後我再為她進行詳細的檢查。

從五天內的 CGM 數值來看，發現她不只是糖尿病高風險群，而是個標準的糖尿病患者。

如同我所預想，她的飲食紀錄有個很大的特徵，就是經常攝取白米飯、麵包或是義大利麵。有趣的是，在比對過血糖值變化與飲食紀錄之後，發現患者血糖值的上升變化與糖值攝取量有著相當明顯的關聯性。舉例來說，她在吃壽司及銅鑼燒那一天，血糖值就飆破四百五十。

接下來，我第一次請她「暫時別吃白米飯、麵包及義大利麵等碳水化合物」。結果患者的血糖值立即維持在二百左右，並且在一星期之後降到一百五十以下。當然，這段期間我完全沒有使用降低血糖值的胰島素等藥物。

在觀察那段時間的血糖值變化與飲食內容之後，發現該患者在吃炸雞時，會有血糖略為上升的狀況，但在吃滷味、烤牛肉、起司、香菇、炒豆芽以及炒蛋時，血糖值都沒有上升的問題發生。

這位患者在執行限醣飲食之前，代表血中葡萄糖平均濃度的HbA1c（糖化血紅素）也是處於異常的百分之十一左右，但在限醣飲食三個月之後，就下降至接近正常值的百分之六・八。除此之外，她的體重也變輕，甚至是偏高的血壓也下降，再也不需要服用控制高血壓的藥物。

簡單地說，這位女性患者只是戒掉碳水化合物而已，就可以不需要仰賴藥物而治癒糖尿病。

相對之下，現今的糖尿病治療，仍然同意患者攝取白米飯等碳水化合物，並在患者血糖值升高的狀態下，利用藥物壓低血糖。在我的立場來看，這根本是一種自己點火再滅火的愚蠢行為。

在這邊要再次強調，該患者的糖尿病從未接受過藥物治療，因此她才能夠透過限制碳水化合物＝糖質的方式，讓病情獲得明顯改善。

也就是說，若是已經確診糖尿病，而且已經開始接受胰島素等藥物治療的患者，就不適合隨便展開限醣飲食。因為那些藥物已經對身體造成影響，若是在沒有醫師的指導下擅自中斷攝取碳水化合物或停藥，將會引發相當危險的問題。

正在接受藥物治療的糖尿病患者，絕對不可隨意自行展開限醣飲食。若想嘗試限醣飲食，請務必先和主治醫師討論。

胰島素是「飢餓年代」的荷爾蒙

我之前有提過「胰島素是能促使血糖值降低的賀爾蒙」。不過，胰島素真的是一種在「飢餓年代」守護人類走過來的賀爾蒙嗎？

在人體所分泌的眾多生理活性物質當中，只有胰臟所分泌的胰島素具備降低血糖的作用。相對之下，能夠提升血糖值的賀爾蒙，包括腦下垂體所分泌的成長激素及腎上腺所分泌的腎上腺素在內，種類就多達五種左右。

人類的存在已有數百萬年的歷史，但直到近年為止，沒有人是因為吃太胖而死亡。換句話說，扣除意外事故之後，過去人類大多是死於飢餓。

換言之，人類長達數百萬年的歷史，其實就是避免自己餓死的飢餓對抗戰，因此身體及大腦才會進化至我們現今的狀態。

我之前有提到，胰島素能將吃進人體內的糖質轉換為脂肪，並且儲存於人體之中。不僅如此，在脂肪儲存於體內之後，大腦還會發出「再吃多一點」的指令，促使我們攝取更多的糖質。這就是胰島素所具備的完美作用。

為了戰勝飢餓，胰島素讓能吃的時候盡量吃，為將來的飢餓威脅做好準備，盡可能地儲存熱量來源。換句話說，胰島素具備著能讓人類生存下去的必要作用。

然而到了今日，胰島素的生存本能作用卻出現反效果，讓我們對於「吃太多」失去警戒心。因此，人類開始出現肥胖問題，而肥胖則引發更多的疾病。

對於人類而言，分泌大量胰島素是相當重要的一件事。然而，在這個「飽食時代」，胰島素的負面效果儼然超越它原本的重要性。

胰島素分泌越少就能越長壽

曾經有份報告指出，胰島素會導致動脈硬化的問題更加惡化。除此之外，也有人發現胰島素可能致癌，對於阿茲海默症也有不良影響。

之前我曾經提過加速老化的原因包括「糖化」及「氧化」。在此處再重申，胰島素同時具備促使身體糖化及氧化的作用，因此是造成人體老化的危險成因物質之一。

換言之，對於人體而言，胰島素最好是維持在最低分泌量，若是分泌過多反而對身體健康有害。

這邊再為各位說明一份有關胰島素的研究報告。

在基礎醫學研究當中，我們經常會使用一種名為「秀麗隱桿線蟲」（caenorhabditis elegans）的多細胞生物。

這種線蟲的細胞數量大約只有一千個左右（人類細胞約有三十七兆個），而且所有的基因排序都已經分析完成。由於牠的身體呈透明狀，就連神經網絡也能簡單進行觀察，因此是最適合用來進行動物實驗的多細胞生物之一。

秀麗隱桿線蟲的平均壽命大約是二十一天，但部分個體的壽命卻長達兩倍，大約可存活四十二天左右。

那些長壽的秀麗隱桿線蟲，都是因為基因突變才能存活得比較久。專家在分析那些長壽基因之後，發現該基因當中來自胰島素受體的訊號傳遞路徑出現損壞的問題。換言之，就是秀麗隱桿線蟲體內的胰島素沒有辦法正常發揮作用。

說得更簡單些，就是生物不要分泌胰島素才能長壽，因為胰島素具有減短生命的作用。

當然，若人體無法分泌胰島素的話人類就會死亡。因此最重要的關鍵，就是讓胰島素的分泌量維持在最低的必要範圍之內。

注射胰島素會使胰臟機能退化

當我們攝取糖質之後，胰臟就會分泌胰島素。當攝取過多糖質的狀態持續太久，胰臟就會慢慢變得無法分泌胰島素，或者是胰島素的效果會逐漸變差。

若出現那樣的現象，就是所謂的糖尿病。在現今的日本醫療界，通常是採用能夠提升胰臟功能「SU藥劑」（促胰島素分泌劑）來作為第一線治療藥物。

SU藥劑就像是一把皮鞭，會鞭打胰臟，迫使胰臟勉強分泌胰島素，藉此暫時壓低血糖值。然而，食物當中的葡萄糖卻會轉換為脂肪，並且儲存於人體之中，讓患者因此變胖。

最後，藥效會越來越無力，患者的胰臟也會慢慢變衰弱。這時候，醫師便會開始展開

「直接注射胰島素」的治療。

在注射胰島素之後，就算胰島不運作也能有效控制血糖值。乍看之下，胰臟似乎有喘息及回覆機能的時間，但事實卻完全相反。若是從體外注射胰臟所分泌的賀爾蒙，反而會使胰臟變得更加衰弱。

舉例來說，在分泌女性荷爾蒙的卵巢無法正常排卵時，若是不斷投予誘發排卵的藥物，最後將會使得卵巢完全失去機能。有趣的是，有些患者放棄治療而停止施打排卵針之後，卵巢機能反而開始恢復正常。其實，有不少接受不孕症治療的女性患者，都是在停止治療之後才懷孕。

腎上腺也是一樣。為了治療腎臟病，若持續進行腎上腺皮質類固醇投藥治療，反而會使腎上腺機能變差且退化。雖然有些患者在停止投藥之後，腎臟機能就逐漸恢復正常。然而，若是隨意停藥則可能使得腎上腺喪失機能，並且造成患者死亡。

換言之，就像寓言故事的北風與太陽一樣。對於人體的內臟器官，我們不能強迫它勉強運作，也不能讓它完全休止不動。最重要的關鍵，就是溫和地持續使用它。

簡單地說，即使胰島機能變差，只要停止攝取糖質，身體就不需要胰島素壓低血糖。如此一來，就算沒有胰島素相關藥物的幫助，糖尿病也不會對人體健康造成威脅。

就我的觀點來看，日本現今所謂的糖尿病治療，只不過是在持續使用那些會造成糖尿病惡化的藥物罷了。

現今的糖尿病治療並無法預防併發症

如同我之前所提，現今的糖尿病治療只不過是一場「高糖質、高胰島素藥劑治療」的鬧劇。那樣的治療，究竟會帶來怎麼樣的後果呢？若能展現完美的治療成效，我也不會有什麼意見了。

糖尿病治療中最重要的目標，就是預防三大併發症。舉例來說，若是糖尿病腎病變惡化，那麼患者就必須每週洗腎三次，藉此將血液中的老廢物質排出體外。

糖尿病治療的本意，就是避免這種糟糕的事情發生。然而，今日的糖尿病治療卻完全背道而馳。

從日本透析醫學會的統計數據來看，日本在二〇一五年的慢性透析病患人數有三十二萬五千人。自一九六八年開始進行統計以來，患者人數呈現持續增加的狀態。相較於一九九〇年的人數，二〇一五年的患者人數整整多出三倍以上。在最近十年之間，每年約有二至三萬慢性透析病患死亡，在新增患者方面，則是每年增加超過三萬人。

在三十二萬五千名慢性透析患者之中，因糖尿病引發腎病變而接受治療的患者比例高達百分之三十八・四。這項數據自一九八三年開始統計，且一開始的比例為百分之七・四，這也顯示出因糖尿病腎病變而需要接受透析治療的患者比例持續逐年攀升。

也就是說，這代表著糖尿病腎病變的患者人數，以一定比例持續增加中。現在之所以會出現這種現象，完全是因為治療方法錯誤的關係。若治療方法有實際成效，患者人數理應持續減少才對。事實上，美國的糖尿病患者人數正在減少之中。醫療真正的存在價值，其實是讓患者人數持續下降才對。

說得直白一點，就是目前的糖尿病治療，根本無法幫助患者有效預防併發症。

一般而言，每位患者耗費在人工透析上的醫療費用，大約是每個月五十萬日圓左右。每位患者在每個月的自費負擔金額為一萬日圓（高所得者為二萬日圓），其餘的費用則是由國家給付。由於日本的透析患者人數多達三十二萬五千人，因此從國家財政的立場來看，減少透析患者人數也是相當重要的課題。

胰島素投藥治療實驗徹底失敗的「ACCORD研究惡夢」

日本糖尿病學會將糖尿病的治療目標值訂立在「HbA1c值低於百分之七」。這也就是說，他們打從一開始就不打算幫助患者讓數值降低正常值的「低於百分之六」。

為何會這樣呢？最主要的原因，就是在糖尿病學會指導下的胰島素療法，並沒有辦法讓患者的HbA1c值低於百分之六。話說回來，為何一般的治療方式無法讓患者的HbA1c值降低至正常值呢？

所謂HbA1c值，指的是一種平均值。在一般治療當中，胰島素等藥物能夠讓該數值降低，但高數值降低時，低數值也會隨之降低，有可能會造成患者因為「低血糖」而立即死亡。

就生命威脅程度來說，低血糖會嚴重威脅患者的生命安全，但高血糖卻不具太大的威脅性。

換句話說，為避免那種危險的狀況發生，現今的糖尿病治療才會將目標設定在「HbA1c值低於百分之七」這個略高於正常值的數值。然而，這也是難以克服的矛盾之處。

非常不幸的是，人們早在十年前就已經發現胰島素投藥治療的缺陷。當年美國與加拿大曾經合作進行一項大規模的臨床試驗，但最後卻演變成一場前所未見，後世稱為「ACCORD 研究惡夢」的悲劇。

在那場臨床試驗中，試驗對象是一萬二百五十一名糖尿病重症患者。研究人員將患者分為A、B兩組，其中A組使用大量胰島素，將血糖值嚴格控制在HbA1c 值低於百分之六的狀態。另一方面，B組則是採用一般的血糖控制法，讓患者的HbA1c 值介於百分之七至七・九之間。這場臨床試驗原本計畫持續追蹤五年，但在三年半之後卻突然中止。

在這項臨床試驗中，數值控制在低於百分之六的A組患者之死亡率，遠高於數值控制在百分之七至七・九的B組患者，因此臨床試驗才會緊急中止。有不少患者是因為低血糖引發的休克而死亡，其中A組患者的低血糖問題是B組患者的三倍之多。換言之，大量的胰島素投藥治療容易導致患者猝死。

因此，日本糖尿病學會才會認為「將目標值設定在HbA1c 值低於百分之七才是正確的做法」，並且訂立現今日本醫療界所遵循的治療方式。然而，這真的是我們該從「ACCORD 研究惡夢」中所記取的教訓嗎？

我並不那麼認為。我覺得那場悲劇所給我們的教訓只有一個，那就是「糖質過多的飲食會使人血糖值上升，而透過胰島素投藥來降低血糖的糖尿病治療，會使患者經常處於低血糖的危機之中」。

事實上，在未執行限醣飲食的情況下，若想讓糖尿病患者的HbA1c值維持在低於百分之六這個正常值，就必須透過投藥的方式，把患者的餐間血糖值壓低到三十至四十之間。

正因為如此，患者才會有血糖過低的危險。然而，若是不依賴藥物而執行限醣飲食，那麼患者就能讓血糖值穩定維持在一百二十左右，不必擔心會突然陷入血糖過低的危險之中。

未執行限醣飲食的健康人士在長時間空腹狀態下，其血糖值可能會降低至三十五左右，但因為他們的身體並未分泌胰島素，且「酮體」功能狀態也正常，所以並不會有血糖過低而昏倒的問題發生。換言之，這種狀態並不能稱為低血糖。

然而，若是胰島素投藥導致患者血糖迅速下降，患者就可能出現盜汗及昏厥等問題。這就是會危及生命安全的低血糖狀態。

這種休克症狀只會出現在胰島素投藥治療中，因此算是「藥害」的一種。接受胰島素投藥治療的患者，隨時處於那樣的危險狀態。

令人惋惜的是，現今有許多醫師參與糖尿病治療，卻沒多少人願意深入了解這背後的原理。

在考量患者死亡率的大原則之下，日本的醫師們當然會選擇利用藥物，將患者的數值壓低在百分之七以下。即便如此，我仍然認為放棄使用藥物才是最聰明的糖尿病治療法。

為何有許多高齡者就算罹患糖尿病也能維持活力

關於糖尿病的併發症也有相同問題。在胰島素投藥治療上，美國相對於日本顯得自律許多，而且出現併發症的患者也較少。其實，在胰島素治療尚未普及的中國，糖尿病患者也較少出現併發症。然而，將胰島素投藥視為糖尿病一般療法的日本，卻有不少患者因為治療而出現併發症，甚至有不少患者的病情因為胰島素投藥治療而更加惡化。

為何會這樣子呢？我認為答案非常簡單，一切的問題都來自於「胰島素投藥治療」。

事實上，有些患者就算血糖值高達五百，而且沒有接受胰島素投藥治療，他們也沒有出現併發症。

舉例來說，來我診所求診的一位八十三歲女性患者就是最佳案例。她在健康檢查後，發現 HbA1c 數值異常高達百分之十三・六，因此其他醫師建議她接受施打胰島素的治療。然而，患者家屬認為她活到八十三歲都沒有什麼狀況，相當質疑是否有接受治療的必要性，因此才來找我諮詢。

在了解狀況之後，我認為施打胰島素之後，反而會使那位女性患者的糖尿病惡化。這位患者需要的不是藥物治療，而是限醣飲食，所以我當下先問她喜不喜歡吃魚。聽到這個問題之後，患者回答我：「我最喜歡吃魚了。」因此，我建議她：「減少白米飯的攝取量，並且多吃一點魚。」最後還追加一句「完全不吃白米飯也沒關係。」

我認為患者都已經高齡八十歲，其實不需要執行太嚴格的限醣飲食。

高血糖最令人擔心的問題，是糖化引發末梢神經障礙，並造成患者出現四肢麻痺的問題。不過高齡八十歲的患者都沒有出現那些併發症，今後大概也不會有什麼太大的問題。

患者年過八十歲還沒有出現併發症，而且感覺還相當有精神，代表患者體內的高血糖及胰島素分泌已經處於絕佳的「平衡狀態」。在鄉下地方，有不少老人家「就算血糖偏高還是活得很健康」。

或許有人會認為，胰島素能幫助那樣的患者有效控制血糖，但若是為他們注射不必要的胰島素，反而會造成患者血管受到傷害。

那位八十三歲的女性患者在展開「寬鬆的限醣飲食」之後，不出幾天HbA1c 值就下降至百分之九・九，也就是慢慢趨於正常值。

一般內科醫師在看見HbA1c 百分之十三・六這個數值之後，就會直覺反應要透過施打胰島素來為患者降低異常數值。

若那位八十三歲的女性患者接受施打胰島素的治療，恐怕不用半年就會出現視力受損等併發症。再不然，也可能因為低血糖引發心肌病變而休克死亡。

朝日內科診所院長新井圭輔先生，是位提倡「低胰島素療法」的醫師，他曾在自己的著作當中，提到目前日本所施行的糖尿病療法，是一種使用ＳＵ藥劑或胰島素注射藥劑的高胰島素療法，對於糖尿病患者而言，這種治療可說是「百害而無一利」。

同時，他也提出警告，表示：「那樣的治療只能暫時降低患者的血糖值，無法從根本改善患者的病症。若是投藥過量，並引發低血糖問題的話，患者甚至會有立即死亡的危險。不僅如此，高胰島素投藥療法對於身體的負荷相當大，會造成人體血管損耗及老化，並且誘發有害健康的併發症。」（《如果你想戰勝糖尿病，請停止依賴胰島素》，幻冬社

MediaConsulting，二〇一六年）

從我的行醫經驗來看，未接受胰島素施打治療的糖尿病患者，很少會有併發症的問題。

如同我先前所說，胰島素會產生大量的自由基，並且造成細胞氧化。因此，我們更容易合理的推測，胰島素投藥治療會造成細胞氧化，並且引發各種有害健康的併發症。

或許在不久的將來，過度的胰島素投藥治療，會被視為是一種危險的「藥害」。

限醣能確實抑制危險的「血糖值劇烈變化」

攝取過多糖質，會提升罹患糖尿病的風險。令人惋惜的是，一旦確診罹患糖尿病，患者只能接受傳統的治療方法，然而卻會因為那種具有反效果的療法，導致深受壽命縮短的威脅。

我不只建議糖尿病患者執行限醣飲食，我也鼓勵未罹患糖尿病的健康人士加入限醣飲食的行列。最主要的原因，是我深信限醣飲食能保護我們遠離糖尿病的威脅。

過去說到限醣飲食，許多人都認為那是用來減肥（減重）或治療糖尿病的飲食法。

然而我更進一步認為，限醣飲食正是預防生活習慣病及抗老最具效果且最合理的飲食法。

為何我會說它合理呢？最主要的理由，是因為限制糖質攝取量之後，可確實抑制「血糖值劇烈變化」的發生，藉此防止血管受損及動脈硬化。

所謂正常的血糖值，是指空腹血糖值低於一一〇mg／dl（以下省略單位），而在葡萄糖負荷二小時之後，血糖值則是低於一四二的狀況。一般來說，血糖值會在這個範圍內緩慢升降變化，但在餐後一至二小時之內，血糖值會快速上升至一四〇以上，但也有人會快速降至一一〇以下。

近年來，醫學界發現這種血糖值劇烈變化的現象，會對血管造成相當大的損傷。

當人體血糖值劇烈變化時，促使血糖下降的賀爾蒙「胰島素」也會過度分泌。這些過多的胰島素，會使血糖值一時之間下降過多，造成患者極度想睡、噁心或是喪失意識等身體不適症狀。

然而，這些身體不適的問題，對患者並沒有太大的威脅，完全不同於胰島素治療中造成糖尿病患者致命的「低血糖休克」。一般來說，患者只要躺下休息片刻，那些暫時性的不適症狀就會好轉。

血糖值劇烈變化的可怕之處，在於身體分泌過多的胰島素之後，會產生大量的「自由基」，並對人體細胞造成傷害。過多的自由基會促使細胞「氧化」，並且加快組織老化及生活習慣病的惡化速度。

此外，血糖值超過一四〇的高血糖狀態，也會因為細胞「糖化」而加速人體老化及生活習慣病惡化的速度。

換句話說，即使當下的身體健康狀況良好，只要「血糖值劇烈變化＝過度分泌胰島素」的情況持續十年或二十年，人體細胞及組織也會因為氧化及糖化而受損，最後引發各種致命的生活習慣病。

既然我們已經知道「血糖值劇烈變化＝過度分泌胰島素」是造成人體老化以及罹患生活習慣病的元兇，那我們究竟該如何預防呢？

答案其實非常簡單。只要不吃「會造成血糖值上升的食物＝糖質」就行。換言之，就是執行「限醣飲食」。

就是這麼簡單，就能消除血糖值劇烈變化＝胰島素過度分泌、抑制血管損傷＝動脈硬化的發生，以及確實預防生活習慣病＝抗老化。不僅如此，只要遵守「規則」的話，就不會有什麼有害身體健康的問題發生。

然而，目前仍然存在著強烈反對限醣飲食的聲浪。

在下一章當中，我將根據限醣飲食反對派的意見，深入說明關於限醣飲食的一切。

一第3章一

錯誤百出的「限醣」批判

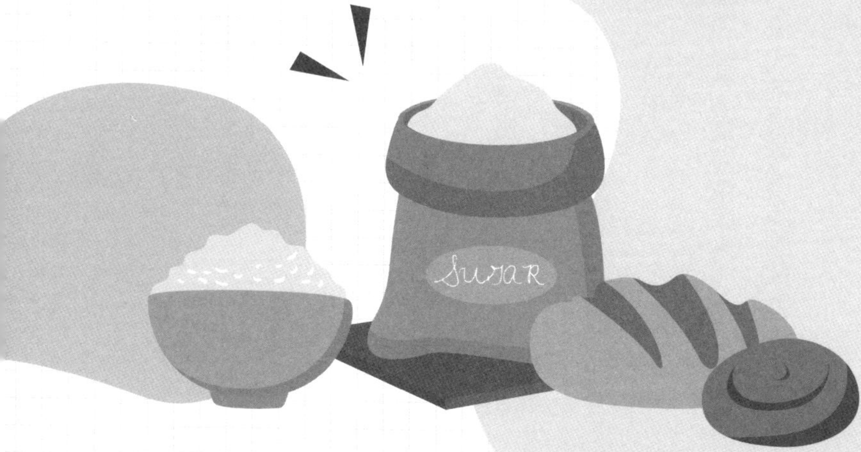

過半醫師「支持」限醣

首先，在這邊整理出限醣飲食和營養學上的幾個重大衝突點。

舉例來說，日本糖尿病學會等傳統學會，都主張：

①糖質必要不可缺。
②減少脂肪與熱量的攝取量。
③酮體對人體有害。

相對之下，我所參與的日本限醣醫療推動協會則是提出完全相反的意見：

①糖質並非必要。
②不必減少脂肪與熱量的攝取量。
③酮體非常安全。

數年前有一本護理師取向的雜誌，裡頭曾經刊登〈為何糖尿病學會至今仍然以限制熱量作為主要治療方法？〉以及〈為何糖尿病治療成效卓越的限醣飲食，在日本會被視為異端言行？〉等專題報導，但沒多久就停刊。

那本雜誌讀起來相當淺顯易懂，就算放在診所的候診室也不突兀，但因為雜誌的主要銷售通路為護理學校或醫療相關設施，所以可能是受到不少醫療從業人員的刁難而停刊。

即便如此，限醣飲食的概念確實慢慢被接受。

醫療從事人員取向的專業資訊網站「m3.com」，曾經針對登錄會員的醫師進行一項問卷調查（二〇一六年十一月施行）。針對是否支持利用限醣飲食來改善血糖這個問題，有百分之六十六・五的人回答「支持或基本上支持」。此外，對於是否支持利用限醣飲食來進行減重這個問題，則有百分之六十・二的人回答「支持或基本上支持」。

事實上，日本糖尿病學會理事長，同時也是東京大學研究所教授的門脇孝先生雖然以「糖尿病專科醫師」的身分否認限醣飲食，但他在接受一般雜誌的採訪時，卻表示「鼓勵寬鬆的限醣飲食」。在今後的營養學論爭上，那段發言可能會成為發展的重要分歧點，因此我在這邊特別節錄出來。

「我不反對寬鬆的限醣飲食，例如在總攝取熱量當中，將糖質攝取量控制在四成以下（以六十公斤的男子為例，每日糖質攝取量應低於一百五十公克）。限醣飲食不只是適合糖尿病患者的治療飲食法，健康人士在減重期間，也能利用限醣飲食在短時間內獲得明顯效果。」（《週刊東洋經濟》二〇一六年七月二日號）

除此之外，同一本雜誌中也有醫師以個人立場，提及糖尿病學會的見解。

「我想有不少人都有所誤會，日本糖尿病學會並不鼓勵患者長時間執行限醣飲食，但最近幾年卻慢慢朝著鼓勵患者減少糖質攝取量的方向改變。過去日本糖尿病學會所提出的糖尿病患者之糖質建議攝取量為總攝取熱量的百分之五十至六十，但是從二〇一三年開始，則是在患者攝取植物性優質脂肪與蛋白質的前提之下，同意將糖質建議攝取量下修至總攝取熱量的百分之五十以下」。

此外，門脇醫師在醫療從事人員取向的雜誌專訪中，也曾經提到：「過去我們總是認為酮體對人體有害，但在觀察限醣飲食導致酮體增加的現象之後，我們似乎要改變一下自己的想法。」（《食と医》第九卷第二號，二〇一七年四月一日發行）讓人感覺得出來，他的態度已經慢慢出現轉變。

「大腦熱量來源只有葡萄糖」是個天大的誤解

即便如此，仍有不少專家對於限醣飲食抱持著否定的態度。

許多人對於限醣飲食有個根深柢固的誤解，那就是「大腦的熱量來源只有葡萄糖」。

舉例來說，日本農林水產省的官方網頁上就刊載著「葡萄糖是大腦唯一的熱量來源」，但卻又在角落用很小的字體標註著「除長期絕食等特別狀況之外」。除此之外，農林水產省也在官網上鼓勵民眾「吃白米飯＝攝取糖質」。就我的立場而言，那實在是天大的誤解。

不只是葡萄糖而已，其實來自脂肪酸的「酮體」也是大腦的熱量來源。其實，這已經是個相當簡單的常識。當然，就像是日本農林水產省在官網上所標註的警語，這個常識無法套用在「特別狀況」。事情很單純，就是在葡萄糖不足的情況之下，人體就會將酮體做為大腦的熱量來源。

限醣飲食就是最好的例子。我，並沒有絕食。雖然我一天只吃一餐，但除了糖質之外，任何東西我都可以隨心所欲地吃。即便如此，我不只沒有昏倒，也不會放空無法集中精神，更沒有焦躁以及記憶力衰退等腦部障礙問題，無論是工作或日常生活，都能維持在正常狀態。

簡單地說，只要身體能夠產生酮體，大腦就有熱量來源，因此不需要仰賴葡萄糖。

那些人之所以會認定葡萄糖是大腦唯一的熱量來源，很可能是因為「脂肪酸（脂質）或胺基酸（蛋白質）的分子比葡萄糖（糖質）大，所以無法順利進入腦部」這個所謂的「事實」。

血腦障壁是腦部才有的特殊構造，其主要機能是嚴格防止異物入侵大腦。然而，這道「門」並非只有來自糖質的葡萄糖能通過，來自於脂肪酸的酮體也能順利通過這道「門」。

有個研究調查，針對攝取特殊脂質飼料以及一般糖質飼料的猴子進行比較實驗，結果發現攝取脂質飼料的猴子腦部發育狀況偏差。因此，有些專家根據這份研究結果主張「只攝取脂質會使腦部發育變差，因此糖質是腦部所必需的物質」，但我覺得那樣的主張太過於牛頭不對馬嘴。

畢竟猴子本來就是以草食為主。在自然界當中強迫猴子吃下實驗用的飼料，到底能夠證明些什麼呢？

將人類作為實驗對象，結果發現「酮體會使智能下降」的研究論文就只有一篇。多虧有這篇研究報告的存在，讓許多專家至今仍深信不疑，但這件事真的很可笑。

這篇論文將實驗對象分為血中酮體濃度一八〇μmol/L（以下省略單位）以及一〇〇等兩組，結果發現濃度較低的那一方的智力測驗結果表現較佳。

然而，胎盤當中的血中酮體濃度高達三〇〇〇，有孕吐症狀的孕婦也是高達三〇〇〇，甚至是剛出生的新生兒也都會超過二四〇。

換言之，血中酮體濃度一八〇就定義為數值偏高的論文，其實一點參考價值也沒有。將毫無根據的事物排在一起，並且將因果分析得煞有其事，這根本就是刻意設下陷阱，誤導他人的行為。

身為一個專家，拿這種有「嚴重瑕疵」的研究結果或論文來批判限醣飲食，難道一點也不覺得丟臉嗎？

對於酸血症的認知不足

我在第一章曾經提到「酮酸血症」這項病症。許多人對於酮酸血症的認知不足，因此才會對限醣飲食產生誤解。

酮酸血症患者在症狀上的表現包括噁心、疲勞以及全身無力，嚴重者甚至會血壓下降、休克死亡或是昏迷死亡。

這時候，患者的血液會呈現嚴重酸性化（酸血症），而酮體濃度也會偏高，因此長久以來酮體一直被誤以為是引發酸血症的「成因物質」。因為疾病名稱是由「酮」以及「酸血症」所組成，也難怪大家會那麼認為。

另一方面，在執行攝取糖質的限醣飲食之下，為維持大腦及全身生命活動運作，人體會把熱量來源從葡萄糖切換至酮體。如此一來，酮體血中濃度當然會處於偏高狀態（酸血症）。

換句話說，因為限醣飲食會使血液變酸，使人聯想到酮酸血症，因此才會出現「限醣飲食有害身體健康」的批判聲浪。

然而，在我們針對孕婦及胎兒進行酮體濃度檢測研究之下，這才發現酸血症的成因物質並非酮體，而是高血糖及低胰島素狀態所引起。

也就是說，當大量的葡萄糖進入血液之中，但細胞卻又無法將其作為熱量來源的時候，人體就會自然活用酮體來替代葡萄糖，這是一種自然的生理現象。

由於成因是高血糖而不是酮體，因此我認為酮酸血症的病名應該將「酮」字刪除，並且改稱為「糖尿病酸血症」才對。

我們經常聽到有人批判說：「有人因為限醣飲食而猝死，所以限醣飲食反而有害健康。」的確，前陣子有位倡導限醣飲食的專家死於心臟病。

然而，日本每年約有十萬人猝死，其中有六萬人的猝死原因為心臟病發作。當然，這些死者幾乎都和限醣飲食無關。因為一個執行限醣飲食的人不幸死亡，就斷定「限醣飲食有害」，這種思考模式未免也太不科學了。

魏斯特曼醫師是美國北卡羅萊納州杜克大學生活習慣病醫學專科的所長，同時也是美國減肥專科醫學會（ASBP）的會長。大約從九年前開始，杜克大學生活習慣病醫學專科就引進限醣飲食來糖尿病治療，魏斯特曼醫師表示：「作為體內燃料的酮體相當健康，是個好東西，毒性甚至比葡萄糖還低。」

該專科門診限制患者每天攝取的糖質要低於二十公克，並且實踐所謂的「生酮飲食」，結果患者竟然可以在不仰賴胰島素療法的情況下成功控制血糖。

醫學、營養學所謂的「國際標準」為何被忽視？

關於「酮體」，這邊就來說一個關於酮體應用於癲癇治療的故事。

長久以來，人們都是透過斷食療法來治療癲癇發作。

在斷食過程中，體內脂肪酸所產生的「酮體」會成為患者的身體熱量來源，但因為人們認為酮體具有抑制癲癇發作的功能，所以後來就不要求患者斷食，而是展開可以提升酮體濃度，以攝取脂肪為中心的「高酮飲食」。這個飲食療法，最早出現在一九二一年前後。

當年的高酮飲食有八至九成是由高脂食物所構成，所以並不算是美味的食物。特別是對年幼的病童而言，更是令人備感痛苦的飲食法。不過癲癇發作起來更為痛苦，所以病童們便慢慢接受這項治療方法。

除了斷食及高酮飲食療法之外，苯巴比妥等抗癲癇藥物也順利問世了。後來，癲癇治療逐漸轉移重心，從飲食療法切換至藥物療法。

在上一章我曾經提到，過去有段時間，人們是利用限醣飲食來治療糖尿病，但在胰島素療法等藥物療法問世之後，限醣飲食便受到世人所遺忘。相同地，在癲癇治療也是一樣，大家都不重視飲食療法的效果。

不過在西元二千年前後，有一項研究發現，斷食或高酮飲食的效果比既有的抗癲癇藥物還有效。因此，今日的癲癇治療又再次積極地重視飲食療法。

在日本，「將酮體作為熱量來源，嚴格限制碳水化合物攝取量並增加脂肪攝取量之治療飲食法（癲癇治療飲食法）」則是從二〇一六年四月開始適用於健康保險。

也就是說，日本厚生勞動省已正式承認高酮飲食在醫學上是一種飲食治療法。

就如同撤除膽固醇基準值一般，高酮飲食在日本的醫學會及營養學相關學會中，一直以來都有許多反對的聲浪，不斷質疑他們所謂的副作用。即便如此，日本厚生勞動省還是配合國際醫學及營養學的標準而修正日本當地的法定標準值。

國家行政機關總是給人一種頑固且不知變通的印象，但相對於那些僵化的醫學會而言，日本厚生勞動省卻顯得有彈性許多。當然，日本厚生勞動省之所以會那麼做，很可能是為了縮減龐大的醫療費用負擔。

說到今日的高酮飲食，其實只要巧妙運用糖質較低的小麥麩皮或大豆粉，並且在調理方式上多用心，就能做出小孩也會喜歡的美味餐點。

最適合日本人的碳水化合物攝取量為目前平均攝取量的一半

目前全球有許多專家，陸續發表肯定限醣飲食的醫學論文。

在這些最新的專業研究及見解影響之下，瑞典的社會保險局早在二〇〇八年就立法核定限醣飲食是用於肥胖及糖尿病的飲食療法。此外，英國糖尿病學會及美國糖尿病學會則是分別從二〇一一年及二〇一三年開始，將限醣飲食列為飲食療法的正式選項之一。

為預防肥胖及蛀牙等健康問題，世界衛生組織（ＷＨＯ）則是建議「每天攝取糖質量應低於每日攝取熱量之百分之五以下」。

簡單地說，若是以砂糖來計算，就是每天少於二十五公克（約六顆方糖）。每一碗白米飯（一百五十公克）當中所含的糖質，換算為砂糖大約是五十五公克（約十四顆方糖）。因此只要吃一碗白米飯，就會大幅超越ＷＨＯ所建議的每日糖質攝取上限。

然而，有一點讓我感到美中不足，那就是ＷＨＯ所說的糖質，指的是飲料當中所含的糖質，而穀類、蔬菜及水果當中的糖質則不在限制範圍內。

另外，美國國家科學院（設立於一八六三年）在健康飲食的定義上，則是建議碳水化合物的攝取量為「每日一百三十公克」。這個數值，大約只有日本人平均攝取量的一半。

相形之下，日本糖尿病學會還是一意孤行地漠視限醣的重要性，依舊盲目地推動限制攝取熱量的飲食療法。

在日本，對於非糖尿病患者的健康人士，每日建議攝取熱量為「二千一百大卡」，而糖尿病患者則應限制在「一千六百大卡」。在建議攝取營養素比例方面，則是依照先前所提到的「碳水化合物占六成、脂肪占二成、蛋白質占二成」。因此，糖尿病患者只有一件事能做，那就是「絞盡腦汁地抑制攝取熱量」。

換言之，在日本現行的營養指導原則之下，為遵守「碳水化合物占六成」的要求，糖尿病患者只能繼續吃白米飯。

在這個情況之下，為了降低攝取熱量，糖尿病患者只能減少整體的飲食量，不只是白米飯的量變少，就連脂肪及蛋白質的攝取量也會變少。加上指導原則要求「盡可能少吃肉」，所以患者的餐桌上總是只見蔬菜的蹤跡。

如此一來，不少接受飲食療法的患者都痛苦表示「每天都過著肚子餓的苦日子」。其實，這也難怪了。就一個正常工作的人而言，每天一千六百大卡的熱量根本不足以支持一整天的活動量。

雖然有不少患者已經放棄限制熱量的飲食療法，但那些認真遵守限制的患者，卻因為體力不足而變得難以正常工作。那種會影響患者正常生活的飲食療法，真的可稱為是「最佳醫療」嗎？

「熱量限制」其實毫無根據

應用於糖尿病的熱量限制概念，其實是建立在「可利用熱量控制血糖值」這個基礎之上。然而，我已經提過許多次，「只要攝取熱量減少，血液中的葡萄糖含量就會變少」，這其實是個天大的誤解。

因為很重要，我要重複提醒各位，只有糖質才會導致血糖值上升。

話說回來，食物中的熱量究竟是如何計算出來的呢？

簡單地說，就是在燃燒食物及排泄物之後所測得的數值。

早在一百多年前，人們就已經發現該如何測量食物當中所含的熱量。只要將燃燒食物後空氣中所測得之熱量，減去相同食物成為排泄物並被燃燒後空氣中所測得之熱量，就可推算出該食物所含的熱量。

然而，當年的人們在推算食物熱量時，並未考量到內臟層級的「消化・吸收」問題，也完全無視糖質會變成脂肪，並被人體儲存為熱量來源的細胞層級「化學變化」。

事實上，現行的食品標示熱量數值，是將乾燥並粉末化的食物於密閉狀態下爆發以測得熱量後，在加入許多係數修正後所測量而來，但基本概念與一百多年前利用燃燒方式的測量法並無太大差異。

我們一直在談論著，「為維持身體健康，該以怎樣的比例去攝取那些營養素」，但熱量這種東西和我們現在所談的話題卻是一點關係也沒有。

舉例來說，幾年前有一本暢銷書叫《TANITA社員食堂人氣菜單：體脂Down→一定瘦美味又滿足的500卡減脂餐》（尖端出版，二〇一二年）。

當時整個社會處於追求健康的風潮之中，因此那本書立即成為話題之作。我曾經跟著該著作之中所介紹的食譜吃飯，並且測量飯後血糖值，結果發現我的血糖值明顯飆高許多。相對之下，限醣且以肉類為主的一千大卡飲食，卻幾乎不會造成血糖值飆高。

說得極端一點，將熱量限制視為糖尿病飲食療法的行為，完全沒有科學根據。

「雞蛋攝取量無限制」是最新常識

關於「膽固醇」的誤解，其實也是存在已久的觀念。

直到今日，仍然有人認為「吃太多雞蛋會使膽固醇變高，所以不要吃太多雞蛋」。然而，近年來卻有好幾份研究報告指出，「每天吃二顆以上的雞蛋，能使血中膽固醇數值下降」。

換句話說，就是食物當中所含的膽固醇，和人體血中的膽固醇並無直接的因果關係。

在日本厚生勞働省所發布的「日本人飲食攝取基準」當中，從十年前開始就將膽固醇每日攝取量上限設定在「成年男性為七百五十毫克，成年女性為六百毫克」。今天大家會有「不能吃太多雞蛋」（每顆雞蛋當中大約含有二百五十毫克的膽固醇）的誤解，很可能是因為這項飲食攝取基準數據的關係。

然而，從「二〇一五年版」開始，日本厚生勞働省便以「尚未有完全的科學根據」為由，將膽固醇攝取上限從日本人飲食攝取基準當中移除。

事實上，有八成的膽固醇是人體自行產生，來自於飲食的影響僅有二成。此外，為使血中膽固醇維持一定濃度，若不透過食物攝取膽固醇，人體便會自行產生膽固醇。因此，血中膽固醇濃度偏高的問題，和「吃太多」膽固醇並無關連。

不過日本厚生勞働省的這項變動，似乎不是參考近年來的各項研究資料的科學判斷，而是因為美國專家委員會於二〇一五年二月所發表的「美國人飲食指南」（農業部・衛生部每五年發表一次）裏頭，將膽固醇攝取上限移除，日本厚生勞働省只是跟著更新罷了。若真是如此，感覺起來還真的有些悲哀。

無論如何，過去人們總是認為「雞蛋一天只能吃一顆」。不過最新的常識則是「雞蛋要吃幾顆都沒問題」。

膽固醇數值高的人較為長壽

可惜的是，至今仍有不少專家單純認為膽固醇數值上升會對身體有害。

舉例來說，我們常聽到有人說「膽固醇是造成動脈硬化的成因」，但其背後的原因，是有一項研究發現「膽固醇堆積在患部之後，會造成動脈血管硬化」。然而這項研究報告，是一篇歷史超過百年的東西。

現在我們已經發現，膽固醇為修復受損血管，所以會集結在血管受損部位，因此膽固醇是造成動脈硬化的「結果」，並非是引發動脈硬化的「原因」。

就如同我先前所說的「酮體」問題，人們對於膽固醇的誤解，主要是搞錯因果關係所致。

美國明尼蘇達大學的安塞爾・吉斯博士（Ancel Keys）曾在一九七〇年代，以七個國家為對象，進行一項有關於「地中海飲食」的流行病研究。這項研究的結果指出「奶油及肉類油花中所富含的飽和脂肪酸，是造成膽固醇上升及心臟疾患的成因」。從此之後，膽固醇就揹了好長一段時間的黑鍋。

這份全球知名的研究，在二〇〇〇年時被「踢爆內幕」。因為研究對象並非隨機挑選，而是有意的人為篩選（例如說，排除飽和脂肪酸攝取量高，但心臟疾病患者卻不多的法式料理），再加上樣本數僅有數十人，就科學論文而言，其實存在著相當大的瑕疵。即便如此，至今仍然有不少醫師在預防動脈硬化上，會建議患者「盡量避免攝取富含膽固醇的食物」，甚至為患者處方降低膽固醇的藥物。

然而，日本厚生勞働省早就否定了那古老思維，並且撤除所謂的攝取限制建議。除此之外，近年來有研究指出「膽固醇數值高的人較為長壽」，這項研究結果在全球亦備受肯定。

對於這樣的新常識，現今的專家卻提出以下見解。

「若無高血壓、糖尿病、吸菸習慣等動脈硬化疾患之風險因子，同時LDL膽固醇數值不高者，就不需要針對飲食進行膽固醇攝取限制」、「LDL膽固醇數值偏高者則需要限制飲食中的膽固醇攝取量，同時也必須限制飽和脂肪酸攝取量」（節錄自日本動脈硬化學會官網・膽固醇攝取相關問與答）。

所謂LDL膽固醇，指的就是壞膽固醇，但我個人認為那種講法只是為了讓現行營養指導及藥物處方維持現狀的權宜之計，根本就無法令人心服口服。

人們大約是在一九九〇年前後，開始將血中膽固醇分為「好膽固醇」（HDL 膽固醇）及「壞膽固醇」（LDL 膽固醇）。

好膽固醇HDL（High Density Lipoprotein＝高密度脂蛋白）能把膽固醇從老廢細胞帶回肝臟。另一方面，壞膽固醇LDL（Low Density Lipoprotein＝低密度脂蛋白）則是負責將儲存於肝臟當中的膽固醇運送至各個細胞。

當LDL 膽固醇數值偏高（HDL 膽固醇數值偏低）時，代表著膽固醇堆積在血管細胞的可能性變高，因此也會導致動脈硬化的風險升高。

然而，近年來的研究發現，LDL 壞膽固醇增多並不會導致死亡率出現變化，反而是LDL 膽固醇數值過低會造成死亡率升高。

換言之，以當下的醫學角度來看，膽固醇並無好壞之分，因為HDL 和LDL 都有其存在的必要性。

簡單地說，與其單純在意膽固醇是否超標，最重要的是正確理解膽固醇對於人體的必要性。

世界各國陸續採行的「砂糖稅」與「汽水稅」

美國建議民眾限制膽固醇攝取量的時間，大約有三十多年之久。近年來，美國當局認為「因為限制膽固醇攝取量，所以國民糖質攝取量高於脂肪攝取量，最後反而導致肥胖人數增加」，因此最後轉向支持限醣飲食。

舉例來說，美國自二〇〇九年開始，就全面禁止公立中小學內販售糖質過多的含糖飲料。另外，加州柏克萊等地則是針對碳酸飲料等特定飲品導入「汽水稅」。華盛頓州西雅圖等地，則是從二〇一八年開始跟進這項課稅新制。

另一方面，法國及匈牙利等國從二〇一一年起，墨西哥則是從二〇一四年起，就針對含糖飲料及零食加課「砂糖稅」及「汽水稅」，英國也計畫從二〇一八年跟進施行這項課稅制度。

事實上，日本厚生勞働省在專家學者會議上接受提議，希望能透過抑制「過度攝取砂糖」的方式，以預防糖尿病等疾病，大約從二〇一五年開始就討論是否引進砂糖稅，但至今仍然毫無進展。

全世界都已經展開行動，唯獨日本還未跟上限醣飲食的腳步，看來日本遲早會從長壽國的名單中消失。

其實可口可樂也開始著手布局「擺脫砂糖商機」，正在專屬網頁上募集可取代砂糖，「而且天然、安全、低熱量，口感如同砂糖的甜味劑」。

碳水化合物其實比肉類更難以消化

許多人都有個很深的誤解，那就是「肉類非常難消化」。事實上，白米飯及麵類等碳水化合物更不容易消化。

我想應該沒多少人觀察過醉漢所吐出來的嘔吐物，仔細一看就會發現嘔吐物當中幾乎不見肉類，反而是一堆碳水化合物。

利用內視鏡觀察餐後一小時的胃部後，可以發現胃袋中並無肉類殘留，只剩碳水化合物存在於其中。

事實上，胃能順利消化蛋白質，卻無法分解碳水化合物。換言之，肉類容易消化，反而是米或麥不易消化。

常聽人家說，「肚子不舒服時，吃粥或烏龍麵的負擔較小」，其實這是完全錯誤的方式，這時候反而要吃肉。

不過，相較於以白米飯為主的一般飲食，在執行以肉類為主的限醣飲食之後，其實比較不會有「空腹感」。

這個現象其實和我先前所說過的胰島素作用有關。簡單地說，就是碳水化合物當中所含的糖質會促使人體產生胰島素，而胰島素正是產生「空腹感」的來源。這個生理現象，跟東西好不好消化根本就沒有關係。

說直白一點，碳水化合物＝糖質的特徵，就是東西還在胃部當中，人還是會想吃東西。在胰島素的空腹感「增幅作用」之下，很多人都會覺得吃飽飯後要再來一些甜點，因為「甜點是要放在另一個胃」。

相對之下，肉類並不會促使胰島素分泌，因此吃完肉類之後的空腹感會相對微弱。

就這一點來說，其實限醣飲食最適合用來減肥（減重），但為了不讓自己有一種「吃不夠多」的感覺，因此限醣飲食的時候，務必要提醒自己「要吃飽」。

脂肪攝取過量時，人體並不會全數吸收，而是會把多餘的份量排出體外，所以肉吃多了不會使人變胖。相對地，糖質吃得再多，人體都會照單全收，並且把多餘的份量轉為脂肪儲存於體內。正因如此，糖質攝取過量才會使人變胖。

我對限醣反對派六大疑問的解答

在這一章的開頭，我曾經提到日本糖尿病學會理事長「門脇孝」先生曾在《週刊東洋經濟》這本雜誌上說過：「我不反對寬鬆的限醣飲食」。不過，門脇孝先生在同一本雜誌中，卻又再次強調他對限醣飲食的質疑之處。

以下內容和先前內容可能有重複的部分，但是我在這邊要針對門脇先生的疑問提出解答。

【質疑1】對於健康狀況良好，但肌肉量通常偏少的六十五歲以上之高齡者，其實並不適合執行限醣飲食。畢竟肌肉量一減少，就可能影響到高齡者的活動量及壽命。

【回答1】有些人可能誤以為「糖質是肌肉形成的營養來源」，所以會認為限醣會導致肌肉量變少。

不過請各位仔細想想，獅子只吃肉，卻是全身布滿肌肉。此外，足球選手長友佑都以及美國職棒大聯盟的達比修有等一流的運動選手，聽說都親身執行限醣飲食。其實肌肉是由蛋白質所構成，和糖質一點關係也沒有。

另一個重大的誤解，就是「限醣飲食會造成攝取熱量降低」。

若在原本的飲食習慣中，將原本的主食（白米飯、麵類、麵包等碳水化合物）拿掉，只剩下蔬菜與肉類的話，整體所攝取的熱量當然會變少。人體在持續處於飢餓狀態時，會優先消耗儲存於體內的脂肪，最後才會使用肌肉裡的胺基酸。

因此，才會有人認為限醣飲食很可能造成肌肉量減少（身體過度耗費儲存於肌肉當中的胺基酸）。

不過正確的限醣飲食，是一種「碳水化合物攝取量減多少，脂肪及蛋白質的攝取量就會增加多少」的替換型飲食法。舉例來說，我總是建議患者「少吃一碗飯，就要增加一點五倍的肉類攝取量」。

也就是說，根本就沒有證據可以說明限醣飲食會致使肌肉量變少。

在限醣飲食的原則當中，通常會要求執行者充分攝取蛋白質以補充身體所需的胺基酸，所以根本不會耗費存在於肌肉內部的胺基酸。

關於我之後會另做說明的「糖質新生」也是一樣，因為攝取進體內的胺基酸可轉換為糖，因此限醣飲食並不會對肌肉量產生影響。

就這個角度來看，「肌肉量通常偏少的六十五歲以上之高齡者」已經不是問題，因為限醣飲食雖然減少碳水化合物的攝取量，但同時也會增加肉類的攝取量。

年過百歲卻還能活力十足投入職場生活的日野重明醫師曾經說過：「上了年紀更是不能粗食淡飯。」據說，他晚年時還經常吃著牛排。

構成人體的「四大必需營養素」分別是九種胺基酸、三種脂肪酸、維生素以及礦物質。糖質並不在必需營養素之列。簡單地說，人類就算不吃碳水化合物也能存活，但若是不攝取蛋白質與脂肪就會死亡。

只要了解這些營養學「常識」，就不會對限醣飲食有所誤解。可惜的是，並沒有多少人具備這樣的常識。

【質疑2】孕婦執行限醣飲食後，會無法提供葡萄糖給胎兒。這樣會使得胎兒無法順利受到刺激並分泌胰島素，造成胎兒不能正常發育而有體重過低的危險。

【回答2】對於孕婦的限醣飲食指導，我已經有七年的經驗。在這段期間，每一位孕婦都能順利生下健康的嬰兒。這個事實，就是最好的證據。

舉例來說，我有一位患者是個罹患第一型糖尿病的孕婦，她在不使用胰島素的情況之下，也能生下一個體重達三千公克的嬰兒。她就是在「零糖質」的條件下孕育胎兒並產下嬰兒。

很多人都說，孕婦若不攝取糖質的話，「胎兒就會無法獲得營養」或是「胎兒就會無法正常發育」，但那些全部都是誤解。

請各位仔細思考看看。如同我先前所述，在人類長達三百萬年的歷史當中，直到最近這段時間，人類才開始攝取大量糖質。人類在過去絕大部分的時間裡，其實都在限醣飲食的狀態下生育下一代。

實際針對胎兒絨毛膜級胎盤測量酮體濃度以及血糖值之後，發現胎兒的酮體濃度高達二〇〇〇至三〇〇〇以上，而血糖值則是低於七〇以下。這代表著胎兒的熱量來源並非糖質，而是來自脂肪酸的酮體。

近年來有研究發現，卵子的卵泡液（排卵之前保護卵子的液體）當中，含有濃度約一百至四百的酮體。也就是說，卵子在排卵之前，是泡在充滿酮體的環境之中。這個事實也能說明胎兒必需的不是葡萄糖，而是酮體。

若專家們對我的說法抱持質疑的態度，只要實際測量就能清楚獲得解答，請各位務必進行測試。

【質疑3】若把早、中、晚餐的主食都拿掉，進行極端抑制糖質攝取的話，其實很難把縮減糖質的熱量來源全部替換成脂肪與蛋白質。在一般飲食習慣之下，很難能夠吃下那麼多脂肪與蛋白質，而且餐費預算也有限制。到頭來，很容易會出現熱量不足的問題。即便是健康的年輕人，也要慎重考慮是否有辦法執行極端的限醣飲食。

【回答3】「餐費預算」確實是個非常實際的問題。若是單純比較白米與肉類（包含海鮮）的份量，白米確實便宜許多。這個問題的研究範圍就不局限於醫療相關行業，而是要擴大至負責生產的畜牧業、漁業以及食品流通業，進行全面性的體制研究才行。

基本上，愈是大量流通的東西，價格就會愈便宜，所以限醣飲食的出發點，就是「能夠吃多一點」。

從獲取熱量的層面來看，脂肪的熱量是糖質或蛋白質的兩倍。在獲取熱量不變的情況之下，脂肪只要一半的份量就可達到目標。就攝取熱量的概念來說，也能像我一樣一天只吃一餐，所以肉類就成為性價比相對高出許多的食物。

若我說「熱量不足就攝取碳水化合物」，那麼就有人會解讀為「攝取碳水化合物就沒有熱量不足的問題」。如此一來，就可能引發世人往往忽視胺基酸與脂肪酸這些必需營養素的問題。

在此我重申。對於人類而言，重要的不是糖質，而是構成細胞與人體組織的脂肪與蛋白質。

避免熱量不足的方法很簡單，在這邊再次提醒各位，那就是「盡量讓自己吃飽」。

大家也不要太在意所謂營養不均衡的問題。舉例來說，我先前有提過，維生素B群是人體產生熱量時所不可或缺的物質。事實上，肉類所含的維生素B群，比黃綠色蔬菜還要多。反觀白米飯，幾乎不含維生素B群。從這個角度來看，以肉類為主的飲食要比白米飯為主的飲食還健康均衡。

不只是糖尿病患者以及糖尿病高風險群，這幾年執行限醣飲食的人數急速增加。例如Facebook 上就有一個名為「限制糖質」，參加人數多達一萬六千人的臉書社團。直到今日，完全沒人提出限醣飲食對他們的健康造成危害，也沒有人因為限醣飲食而影響工作以及日常生活。

如同運動選手們所執行的「肝醣超補法」（Carbohydrate Loading，上場比賽前將葡萄糖儲存於體內的方法）一般，碳水化合物給人一種相當強烈的印象，那就是「吃了就能馬上發揮效果的熱量」。

因此過度勞累身體的年輕「勞工」，當然會擔心限醣飲食不只會造成經濟負擔，而且還會有熱量不足的問題。

然而，這些都是誤解。事實上，酮體的速效性更高，而且效果更加持久。

請各位想像在草原上追捕獵物的獅子級獵豹。那些百分之百肉食主義的動物，絕對沒有熱量不足的問題。

從事耗費體力工作的勞工應該都感覺得出來，只吃白米飯並無法維持所需體力，因為肉類才是最重要的食物。

為何這樣的誤解會深植人心呢？我想，這很可能是因為在產生熱量的過程中，使用葡萄糖的「糖解作用」較為單純所致（關於熱量的產生過程，第一百五十二頁將會再做詳細說明）。因此，就連專家也會誤以為「只要吃甜食，就能馬上提起精神」。

【質疑4】高蛋白食物雖然具有維持肌肉量的效果，但卻有促使腫瘤惡化的風險，尤其是年輕人攝取高蛋白食物的話，罹患癌症的風險會比六十歲的高齡者還高。

【回答4】癌細胞成長時所需要的營養素不是蛋白質，而是糖質。這已經是相當普遍的醫學常識，為何到現在還會有這種誤解？老實說，我也不清楚。

有個能夠及早檢查出癌症的醫學檢查稱為「PET」（Position Emission Tomography，正子電腦斷層攝影）。在這項檢查當中，會透過點滴將近似葡萄糖的成分（FDG）注射到患者體內，並檢測出FDG 大量聚集的部位，藉此來發現癌化細胞。其實癌細胞的葡萄糖吸收能力是一般細胞的三至八倍，而PET 這項檢查的原理，就是利用癌細胞的這項特質。

事實上，約在一百年前，諾貝爾醫學獎得主奧托·瓦爾堡（Otto Warburg），就曾經發表研究結果指出癌細胞喜歡糖類的特質。在醫學界上，這項特質又被稱為「瓦爾堡效果」，是個名留青史的學說。

近年來，限醣飲食（高脂肪・高蛋白飲食）在癌症治療上發揮相當不錯的成效。這和質疑4所提出的問題，根本是完全相反的事實。舉例來說，有位年輕人罹患第四期末期癌，但他卻透過限醣飲食順利抑制癌細胞繼續侵蝕他的身體。其實還有許多相關的成功病例，我在下一章將會仔細說明。

【質疑5】攝取過多動物性油脂，可能會提高動脈硬化的風險。

【回答5】關於這個質疑，我想主要可從兩個觀念上的誤解進行說明。第一個誤解，就是攝取動物性油脂會導致血中膽固醇值升高。另一個誤解，則是膽固醇是引發動脈硬化的成因物質。

在小腸被人體吸收的脂肪，會變成一種含有膽固醇，且名為「乳糜微粒」的細微粒子。這些乳糜微粒會被運送到肝臟、心臟以及骨骼肌組織等部位的細胞，因此才會使得膽固醇血中濃度升高。

然而，我們吃進體內的脂肪並不會完全被身體所吸收。多餘的脂肪，最後都會以糞便的型態排出體外。這一點跟糖質完全不同。

我們吃下肚的糖質幾乎不會被排出體外，而是會在胰島素的作用之下變成脂肪並儲存於體內。

換言之，造成血中膽固醇濃度上升的主因，是來自糖質所轉換的脂肪，並非是我們直接吃下肚的脂肪。

近年來，「膽固醇會引發腦梗塞、心肌梗塞及動脈硬化等疾病」等傳統學說的信賴度，不斷受到人們的質疑。之後我會另外說明膽固醇並不是造成血管損傷的兇手，反而是修復系統的一份子。

【質疑6】腎衰竭等慢性腎臟疾病以及重度腎臟病患者並不建議執行限糖飲食，也不適合攝取含高蛋白或高油脂的食物。

【回答 6】對於腎臟病患者，醫師們總是建議「盡量避免攝取蛋白質」。

在小腸被人體吸收的蛋白質會變成胺基酸，並且被運往人體各處細胞，多餘的蛋白質則是會變成老廢物質（尿素氮、肌酸酐等）而存留在血液中，在腎臟過濾之後以尿液的型態被排出體外。

換句話說，攝取過多的蛋白質後，血液中的老廢物質會變多，對於腎臟的負擔就會加大，因此造成腎臟受損。

許多推行限醣飲食的醫師，也都會在著作或部落格等媒體上，提醒「重度腎臟病患者請勿執行限醣飲食」。

然而，關於「高蛋白・高脂肪飲食會導致腎臟功能惡化」這一點，在醫學上其實尚未受到實證。

最近有人發現，使用「SGLT2 抑制劑」（Empagliflozin 等六種藥物）這種能透過尿液將葡萄糖排出體外的藥物之後，能緩解糖尿病患者的腎臟疾病惡化速度。

相關的臨床資料，我在下一章會另做說明。不過，能將體內的葡萄糖排出體外，其實就是一種被動式的限醣飲食。所謂限醣飲食，就是我不斷反覆說明的高蛋白・高脂肪飲食。

簡單地說，能將糖排出體外的SGLT2 抑制劑在臨床實驗中，高蛋白・高脂肪飲食不僅不會造成腎功能惡化，反而可能具備改善腎功能的作用。

因此，限醣飲食支持派的醫師，對於同時有腎臟疾患的糖尿病患者，都會在診療時特別進行說明的情況下，給予患者最佳的限醣飲食建議。至今已有許多報告證明，不少患者在執行限醣飲食之後，都順利改善糖尿病及腎臟疾患。

靜下心思考過後就不難發現這是相當單純的原理。對於攝取過多糖質而造成腎功能衰竭的患者施行限醣飲食，當然不會促使病情更加惡化。

如同許多醫師所提醒，腎臟病患者在限醣飲食以及限蛋白飲食上較不容易控制，很容易自己擅自改變飲食內容而引發營養不足的問題，因此還是需要由醫師協助管理整體的健康狀態。

為何接受洗腎治療的患者不斷增加？

在傳統的糖尿病治療＝胰島素治療當中，一旦患者反映腎功能的肌酸酐數值上升（正常值為男性低於一・二mg／dl、女性低於一・〇mg／dl。以下單位省略），就代表病情惡化而需要開始接受人工透析治療。這也代表著患者的腎功能已經無法恢復正常，只是一種延緩病情惡化的消極治療。

在傳統的胰島素治療下，患者的肌酸酐數值很快地就會從三・〇飆高到四・〇。相反地，限糖飲食療法卻有可能讓患者的數值從三・〇改善到二・〇，所以我絕對不會建議患者接受洗腎治療。

舉例來說，有部分肌酸酐數值極高，通常需要接受人工透析治療才能維持生命的患者，在接受限醣飲食療法之後，即便不再持續洗腎還是能活得相當健康。

根據日本透析醫學會的研究調查結果，發現許多因糖尿病而接受人工透析治療的患者，都在開始接受人工透析治療不久之後死亡。另一方面，因腎臟疾患兒接受人工透析治療的患者，其存活時間相對較長。

為何患者之間的存活時間會有如此大的差異存在呢？

其實併發腎臟疾患的糖尿病患者，都有血管嚴重受損的問題。雖然人工透析可替代腎臟發揮應有的功能，但對於血管的「病狀」卻沒有任何改善。若患者本身的飲食習慣不做修正，那麼病情自然會持續不斷地惡化，所以才會在短時間內死於心臟病等心血管病變。

必須接受人工透析治療的糖尿病患者，其五年存活率相當低，因此糖尿病可稱得上是比癌症更為可怕的疾病（癌症患者的五年存活率平均約有百分之六十二）。

換言之，糖尿病最需要的不是人工透析那種對症療法，而是能從根本治療成因的病因療法。

除糖尿病併發的腎臟病變之外，目前因為腎臟病而接受人工透析治療的患者正在不斷減少。相反地，在過去五十年之間，接受人工透析的糖尿病患者卻不斷增加。

無論是糖尿病或腎臟病，專科醫師的數量都不斷增加，治療新藥也不斷問世，而且治療指南也都持續更新。不過，究竟為何還會出現如此大的差異呢？

答案其實很簡單。簡單地說，就是除糖尿病腎臟病之外的腎臟疾患，一直以來都採用正確的治療方針，但傳統的糖尿病治療＝胰島素療法卻是個錯誤的治療法。

然而，有不少糖尿病專科醫師卻從來不對傳統的治療方法抱持質疑態度，完全沒人想過「治療指南的內容是否錯誤？」

到底是為什麼呢？說穿了，明明是用來守護患者生命安全的「治療指南」，其實是保護醫師的「防火牆」。也就是說，只要醫師遵循治療指南的內容執行業務，即便完全不見治療成效，仍有充分的「藉口」將責任撇得一乾二淨。

當然，有心的醫師們還是會煩惱著：「為何接受人工透析治療的糖尿病患者越來越多呢？」只不過，要跨越治療指南＝防火牆，還是需要那麼一點「觀察力」。

其實，過去的我也是一樣。我是在自己罹患糖尿病之後，才更加清楚意識到糖尿病傳統療法＝胰島素療法的問題。

若是能夠站在患者的角度，思考著當自己罹患糖尿病後，會想接受什麼治療的話，就會對現行的治療指南產生質疑。

葡萄糖為半日份的熱量儲備量，而脂肪酸則為一個月份

接下來要為大家說明本書中最重要的關鍵字——「酮體」。這段內容涉及說明人體產生熱量的原理，因此會稍微艱澀且無趣一些，但卻能夠幫助各位更加深入了解限醣飲食。

在上一章我曾經說過在胰島素作用之下，我們所攝取的糖質會轉化為脂肪並儲存於人體之中。

換句話說，人體會以葡萄糖的型態，長期且大量地儲存糖質。

碳水化合物當中所含的糖質＝葡萄糖，除了會以中性脂肪的型態儲存於人體之外，也

會轉化為人體中常見的多醣類（糖原），並且被儲存於肝臟或肌肉當中。不過，儲存於人體當中的糖原大約有二百至四百公克，就人體生命活動所需的熱量來說，大約只能維持半天左右。

也就是說，糖質所產生的熱量只能夠人體使用半天。從這個角度來看，肚子餓而想吃東西的生理反應，其實就是人體反映熱量不足的重要訊號。

另一方面，同樣也是熱量來源的脂肪＝脂肪酸，就具備相當優秀的儲備能力，因此空腹狀態並不代表有熱量不足的問題。

以體重六十公斤的人為例，儲存於其體內的脂肪量大約有十公斤。相較於二百至四百公克的糖原而言，分量可說是多上許多。

每一公斤的脂肪，大約可產生九千大卡的熱量。若以人體一天消耗熱量為二千大卡來計算，每一公斤的脂肪就可提供超過四天的所需熱量。換句話說，對於一個體內有十公斤脂肪，體重為六十公斤的人而言，就算不吃任何東西，只要有水可以喝，還是能夠存活超過一個月。

日本在二〇一六年六月有個大新聞，當時北海道有個小學二年級的男孩失蹤大約一星期。在他失蹤的這段期間，過著完全沒有食物的日子，但許多人看見他被尋獲時的健康模樣，都覺得非常不可思議。

事實上，那就是脂肪發揮儲備能力的最佳案例。就熱量的層面來看，小孩子的皮下脂肪其實並不少，因此他才能維持著有活力的狀態。

自古以來，女性就比男性長壽，其實這和皮下脂肪多少也有關係。從人體構造來看，男性體內並沒有儲存太多脂肪的能力，因此很容易因為飢餓而提前死亡。另一方面，女性體內的脂肪儲存量較多，所以較能對抗飢餓且存活得較久。

負責生產下一代的女性，天生就具備對抗飢餓的能力，這也算是一種「神蹟」吧！

「糖解作用」為柴火，而「粒線體」則為發電廠

糖質＝葡萄糖以及脂質＝脂肪酸都是人體的熱量來源，但它們補只是儲存量不同，就連轉換熱量的過程也不一樣。

若要說人體是如何產生熱量，內容會變得像是生物或化學教科書一般艱澀難懂，所以我在這邊就簡單說明一些基本概念。

從食物來區分動物類型的話，大致可分為肉食性動物與草食性動物。

若以草食性動物中的牛為例，在第一胃袋中的微生物及細菌作用下，植物纖維中的纖維素（多醣體的一種）會被分解成醋酸等揮發性脂肪酸（短鏈脂肪酸），並且產生一種名為乙醯輔酶A（Acetyl-CoA）的物質，藉此產生熱量（ATP）。

事實上，無論是草食性動物抑或是肉食性動物，都能利用食物在體內分解後所產生的「某種酸」來形成「乙醯輔酶A」，並且藉此產生「ATP」。

順帶一提，牛是一種血中酮體濃度相當高的動物。

人類和草食性動物不同，不只是糖質而已，其實維持生命活動所需的三大營養素（碳水化合物、脂肪、蛋白質）都能夠各自產生ATP。

人體產生ATP的過程，主要可分為兩大系統，一個是從部分特定糖質產生ATP的「糖解作用系統」，另一個則是從其他糖質、脂肪及蛋白質產生ATP的「粒線體系統」（圖表7）。

我先簡單地從「糖解作用系統」開始說明熱量的產生機制。

人類吃進體內的糖質，會在胃部等地方被分解為葡萄糖，並在受到小腸吸收後，隨著血液被運輸到全身細胞。

圖表 7 | 能量（ATP）的產生機制

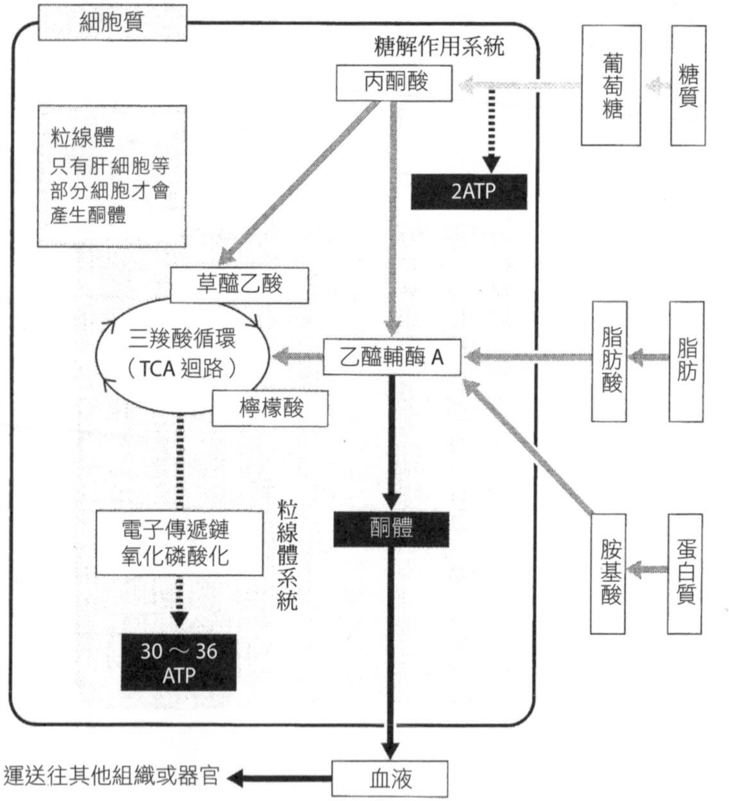

利用三羧酸循環產生熱量（ATP）的機制，可分為經由葡萄糖產生 ATP 的「糖解作用系統」，以及經由脂肪酸產生 ATP 的粒線體系統等兩大系統。此外，肝臟（肝細胞）所產生的酮體，也能透過血液運送至其他器官成為熱量來源。

進入細胞中的葡萄糖在變成丙酮酸時，部分葡萄糖會直接轉化為ATP。這就是能夠產生ATP的糖解作用系統——如同上一章所述，四十至二十億年前所出現的生命體或癌細胞都沒有粒線體，所以只能透過這個系統產生熱量（在此過程當中，部分丙酮酸會轉化為糖原或乳酸）。

剩餘的丙酮酸就會進入粒線體當中製造乙醯輔酶A，並且經由三羧酸循環於「電子傳遞鏈」完成最後的氧化步驟而轉換為ATP。這就是另一個產生ATP的「粒線體系統」。

脂肪及蛋白質，只能透過粒線體系統轉化為ATP。

在消化器官當中，脂肪會被分解為脂肪酸，而蛋白質會被分解為胺基酸，而這些受到分解後的脂肪酸與胺基酸都會先進入細胞內的粒線體之中。如同前述的丙酮酸一般，脂肪酸與胺基酸都會製造出乙醯輔酶A，並且透過三羧酸循環於電子傳遞鏈受到氧化，最後轉化成為ATP。

經由三羧酸循環的熱量產生效率非常高，相較於葡萄糖直接轉化的熱量來說，其效率提升約有十五倍之多。

換言之，在糖解作用系統中，一個丙酮酸可產生2ATP，但在粒線體系統中，一個脂肪酸卻能產生三十個ATP，其效率可說是極為出色。關於這兩者之間的差異，我們可將前者喻為當鋪，後者喻為投資銀行，又或者可說前者是柴火，而後者就像是發電廠。如此一來，就可清楚兩者之間的效率差異有多大了。

葡萄糖不足會促使人體產生酮體

事實上，在脂肪=脂肪酸產生ATP 的過程中，「酮體」（丙酮、乙醯乙酸以及β-羥基丁酸的總稱）是個關聯性相當密切的物質。詳細內容之後我會再做說明。

肝臟內部的細胞，是人體中最主要的酮體生產來源。如同前述，脂肪酸在肝臟不只會在粒線體當中經由三羧酸循環而轉化為ATP，還會變成酮體。

這些酮體在透過血管進入其他組織與器官之後，會在粒線體當中變成乙醯輔酶A，並且經由三羧酸循環轉化為ATP。不過，只有在特定條件下，人體才會產生酮體。

所謂特定條件，就是「不分泌胰島素」。換言之，只有在糖質（葡萄糖）全部轉化為ATP，且多餘的葡萄糖都已脂肪型態儲存於人體之後，肝臟才會開始產生酮體。

在生產酮體的過程中，胰島素是一種會擾亂酮體形成的物質。

胰島素最主要的功能，除了將葡萄糖轉化為脂肪，並且儲存於人體之外，也會抑制人體使用脂肪酸。

若把人體想使用酮體的行為比喻成媳婦，那麼胰島素就像是婆婆一般。當媳婦想亂花錢時，婆婆就會跳出來說：「不准動用存款」。在窮困飢餓的年代當中，或許是婆婆的勤儉持家才能讓大家度過難關。

然而，胰島素抑制人體使用脂肪酸的作用，在這個人人吃得過飽的時代，反而會帶來各種問題。

因為有「糖質新生」機制，所以人體不需要醣類

如同先前所說明，人體之中也會儲存著部分葡萄糖。舉例來說，肝臟當中就約有一百公克左右的葡萄糖，平時是以糖原的型態儲存於肝臟。在出現血中葡萄糖不足的問題時，肝臟就會分解糖原，將其轉化為葡萄糖。這個現象就稱為「糖原分解」。

我之前也曾經提過，「糖質在胰島素作用下會變成脂肪儲存於體內，以備對抗飢餓所用」。不過像這些脂肪或是乳酸、胺基酸，都會先在肝臟被轉化為葡萄糖之後，在隨著血液被運送到其他人體組織與器官，最後成為我們所說的ATP。這種肝臟合成葡萄糖的現

象，我們稱之為「糖質新生」。當我們處於長時間睡眠狀態時，體內就會出現這個現象。

為何人體具備著分解糖原以及糖質新生這些作用呢？

其實是因為我們血液當中，負責輸送氧氣的重要成分——紅血球需要葡萄糖的關係。紅血球當中並沒有粒線體。也就是說，紅血球在產生能量時，只能透過由葡萄糖直接進行轉化的「糖解作用系統」。

在沒有氧氣的情況下（如果沒有紅血球將氧氣送往人體各細胞時），我們就會無法生存。因此，人體才會具備糖質新生的作用，無論我們是否攝取糖質，都能透過糖質新生來自行產生葡萄糖。

我之前曾經提過，「我們沒有攝取糖質的必要」。不過更嚴謹來說，應該是「人體能夠自行產生葡萄糖，因此沒有從外攝取葡萄糖的必要」。

酮才是人類原本的主要熱量來源

接下來的內容，又會像理化教科書一樣艱澀，但想讓各位理解的內容卻十分單純。簡單地說，就是人體所需的熱量可分為「葡萄糖型」與「酮體型」。

葡萄糖型是利用人體所吸收的葡萄糖作為原料，酮體型則是利用人體所吸收的脂肪酸作為原料，兩者最後都會轉化為ATP，這一點請各位務必牢記。

人體會優先使用葡萄糖型熱量。我之前有提過，「來自糖質的糖原只夠使用半天」。由於人體會優先使用葡萄糖型的熱量，因此基本上並沒有時間進行儲存。

當我們不再攝取糖質，而且人體也不再分泌胰島素的時候，我們的身體就會開始使用來自脂肪酸的酮體型熱量。

之前我提過北海道失蹤男孩的新聞事件，其實那位男孩正是靠者酮體型熱量存活下來。

在我們的日常生活之中，例如長時間睡眠狀態下，我們的身體就會使用酮體型熱量。

我所參與的研究團體，曾經記錄過血中酮體濃度在一整天之內的變化。執行生酮飲食的人，其血中酮體濃度在白天約為一千三百，到了深夜二點會飆高至四千左右，到了隔天早上則會降回一千三百。

在未執行生酮飲食者方面，其白天的血中酮體濃度通常低於一百，即使升高也是落在四百至五百之間。雖然變動不像生酮飲食者那麼大，但還是會有明顯的血中酮體濃度變化。非生酮飲食者的血中酮體濃度為何會有如此變化呢？主要是因為他們在白天會透過飲食中的葡萄糖產生熱量，在胰島素作用之下，人體就不太會產生酮體。到了晚上，因為葡萄糖所提供的熱量耗盡，身體就會一口氣產生許多酮體，而這些酮體所提供的熱量，則會持續受人體消耗至天亮。

這種現象就像是格林童話中的「小精靈」一般。經營鞋店的老夫婦在入夜睡著之後，小精靈們就會現身幫忙做鞋，並且在天亮後消失。酮體只會在身體有需要的時候才會出現，平時則是交給葡萄糖來提供人體所需的熱量。

聽到這邊，或許你會認為葡萄糖是主要熱量來源，而酮體則是次要熱量來源，但事實並非如此。

我在上一章當中曾經提過，日本人在繩文時代的飲食比例為「脂肪與蛋白質占八成，碳水化合物占二成」。

從這樣的比例來看，繩文時代的人們似乎經常處於葡萄糖不足的狀態之中，幾乎得仰賴酮體所供給的熱量才能維持生命活力。此外，我們在回顧智人的歷史時，也曾經提到「人類以肉食為主食的時間長達數百萬年」。

也就是說，人類將酮體作為主要熱量來源的歷史較為悠久許多。

可能是江戶時代的平民百姓不易取得白米與砂糖，那時候日本人所消耗的酮體型熱量大約有繩文人的一半。

由於日本在江戶時代之前禁食肉類，所以很多人都會認為日本傳統文化中並沒有太多肉類相關的料理。不過，日本自古以來就有豐富的漁產資源，加上屢次頒布的禁肉令刺激，導致一般百姓還是私下持續地攝取雞肉、山豬肉以及鹿肉等肉類。也就是說，肉類是當時攝取脂肪及蛋白質所需的重要食材。

簡單地說，人體所使用的兩種熱量，會隨著飲食型態進行機械式的主副切換。這個切換的開關，就是我不斷提到的「胰島素分泌與否」。

那麼，今日的我們是處於怎樣的狀態呢？

我一直不斷提醒各位，現代是個「糖質過剩的時代」。在一般的現代生活當中，我們從起床的那一刻開始，酮體型熱量就幾乎沒有出場表現的機會。

我說過，酮體型熱量是由脂肪酸所產生。也就是說，不使用的話，就會一直儲存於人體之中。因此，過度攝取糖質且將葡萄糖作為主要熱量來源的現代人，才會面臨著肥胖的問題。

嬰兒其實很需要酮體

我先前提過，日本糖尿病學會認為「酮體相當危險」。身為婦產科醫師的我，在此想提出反論。

說極端一點，我認為「嬰兒需要的不是葡萄糖，而是酮體。因此，酮體相當安全」。就是因為如此，孕婦最好不要攝取糖質，而是要多加攝取那些可產生酮體的脂肪與蛋白質。

如同我在序言所說，我在二〇一六年九月曾經發表一篇學術論文，內容提到「胎盤、胎兒以及新生兒的酮體濃度都偏高」。

我們透過研究發現，即便懷孕只有六週，胎兒所處環境就存在著大量的酮體，而且胎盤的酮體濃度也比標準值高出三十倍之多。換句話說，這是一份證明「胎兒需要酮體」的劃時代報告。

既然是嬰兒也會需要的物質，對我們的身體自然就沒有危險。我們反而要認為，那是安全且人體不可或缺的物質才對。

在歐美，離乳食品採用限醣原則是一種「理所當然」的主流。例如波羅的海旁的立陶宛，就有離乳食品罐頭是用磨碎的小牛肉或牛肝所製成，而當地出生滿四個月的嬰兒就會吃那樣的離乳食品。

有許多來我診所的產婦，都會執行限醣飲食，並且將肉類加入離乳食品當中。那些吃肉長大的嬰兒，每個都長得又壯又健康。他們不只是活力十足，而且不會亂發脾氣，晚上也不會哭鬧一整晚。

有趣的是，相較於成年人來說，小孩子的血中酮體濃度比較容易上升。我個人認為，在酮體的幫助之下，吃肉的孩子才會如此地健康有活力。

我先前曾經提到，ＷＨＯ有份研究報告指出，「出生滿六個月之後，只喝母乳的嬰兒容易有鐵質不足的問題」。其實，嬰兒在出生之前從母體所獲得的鐵質，會在出生滿六個月之後完全耗盡。說到富含鐵質的食物，首推的食材就是肉類。

從這個觀點來看，歐美人將肉泥作為離乳食品的作法，其實是相當符合嬰兒的生理需求。然而日本的離乳食品，卻是鼓勵嬰兒出生滿五個月後開始吃粥，這樣嬰兒當然會缺乏鐵質。

關於糖質攝取過多及鐵質不足對於身心會有何影響，我之後再做詳細說明。不過在讓經常哭鬧不停的嬰兒吃肉類食物之後，其情緒往往都會變得比較穩定。

整體來說，日本的嬰兒們或許都有糖質攝取過多及鐵質不足的問題吧！

一第4章一

「全世界」都在限醣

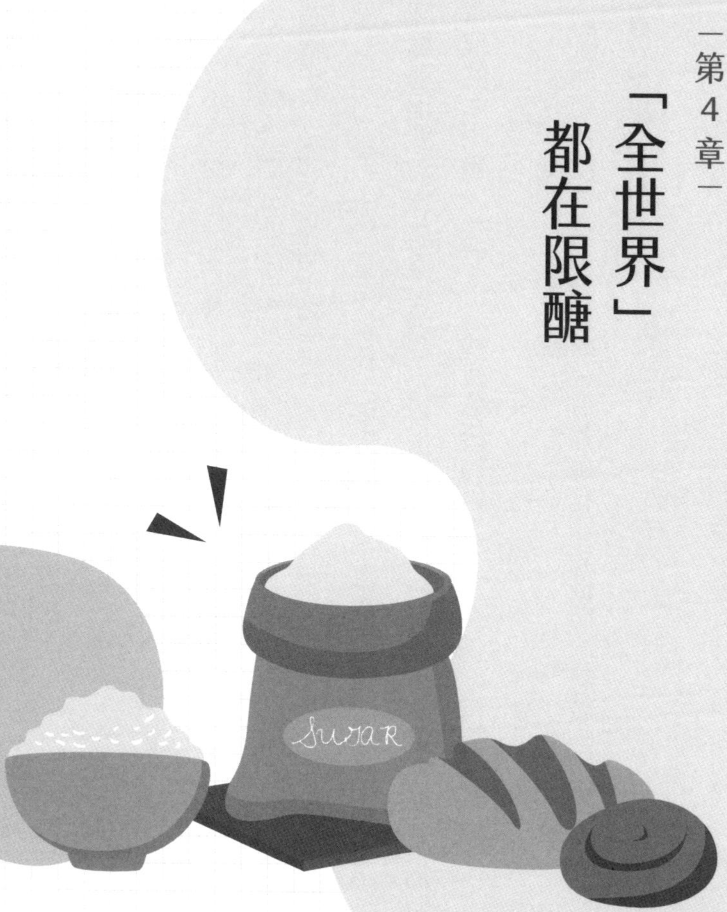

陸續有糖尿病患者因限醣而得救

我自己大約是從十年前開始執行「限醣飲食」。基本上我一天只吃一餐，而且是在晚上攝取大量的肉類。在體重方面，大概比以前瘦了十五公斤。從我有記憶以來，我從來沒有這麼瘦過。

限醣飲食的效果相當驚人，只要一開始就能感受到變化。

在一開始的半年之間，我的內臟脂肪面積從一百七十三平方公分縮小至九十九平方公分，血壓也從一七〇／一一〇毫米汞柱（mmHg,以下單位省略）下降至一二〇／八〇。在反映脂肪肝嚴重程度的γ-GTP 方面，也是從 228U／L（以下單位省略）這個異常值改善至幾近正常值的六十幾。當然，這些改變後的數值，至今仍維持得相當穩定。

以下案例雖然和我沒有直接的關聯，但都是有關於糖尿病患者因限醣飲食而得救得真人真事，這邊就提供給各位參考。

【案例1】

這個案例中男性的HbA1c值為異常偏高的十二，過去十多年來他一直過著飲食未特別控制的生活。

某一天，他因為手腳發麻而就醫。內科醫師診療後，認為那是糖尿病所引發的神經病變，所以開始為他進行胰島素投藥治療。然而，展開治療後不到半年，他的病情就急遽惡化，並且開始接受人工透析治療。

不過他很幸運，後來有機會接受腎臟移植手術。更幸運的是，在島德洲會醫院服務，並且負責為他進行移植手術的萬波誠醫師提供限醣飲食的訊息給他。萬波誠醫師最早給他的建議是「若你的飲食習慣不改變，你的腎功能遲早還是會再變差，所以不要再攝取糖質了」。

這位患者執行限醣飲食之後沒多久，他的糖尿病就獲得明顯改善。當然，他也不再需要接受胰島素投藥治療。另一方面，移植後的腎臟也沒有什麼問題。為了讓更多人知道限醣飲食的效果，目前他正在日本全國展開演講活動，向大家分享他的經驗。

【案例 2】

這個案例的主角，是一位醫師建議單腳膝部以下截肢，且接受胰島素投藥治療中的糖尿病患者。

當時，他的腳趾已經呈現腐爛狀，幾乎可說是差點壞死。由於他的血糖值高達三〇〇mg／dℓ（以下單位省略），一般醫師都會建議患者接受膝部以下的截肢手術。然而，他本人根本不希望走到截肢那一步。

就在那時候，因為推行濕潤療法（不對傷口進行消毒，也不使傷口乾燥的治療方法）而聞名的外傷及燒燙傷治療診所院長・夏井睦為這位患者看診。後來夏井醫師建議患者執行限醣飲食，所以他便前往友愛醫院接受水野雅登醫師的診察，並且開始展開限醣飲食，同時停止胰島素投藥治療。自從夏井醫師為那位患者進行治療後，他腳趾上的傷勢便慢慢好轉。雖然那位患者最後失去一根腳趾頭，但他原本幾近壞死的其他腳趾都恢復正常，而且也不必接受截肢手術。

血糖值過高的問題若常態化，糖尿病患者身上的傷口幾乎不會痊癒。即便是停止胰島素投藥治療，傷口也無法立即癒合。不過，只要展開限醣飲食就可順利讓傷口癒合。

【案例3】

這個案例的主角不是一般患者，而是推行限醣飲食療法的深作眼科院長・深作秀春醫師。

在引進限醣飲食療法之前，對於可能失明的糖尿病患者，他總是在眼科手術之後就將患者轉給內科醫師接受後續治療。然而患者在轉至內科接受糖尿病治療後，眼睛的健康狀態卻比手術完成後還不理想。

深作醫師為此感到相當疑惑。因為他的手術能力並不算差，為何患者的眼睛狀態會在術後再次變差呢？有一天，他發現前來眼科就診的糖尿病患者們，平時三餐吃的全都是糖質。

自從他在診所推行限醣飲食建議之後，糖尿病患者的眼部症狀竟然都有驚人改善。

可能危害性命的「糖尿病腎病變」、致使四肢壞死的末梢神經病變「糖尿病神經病變」，以及可能導致失明的「糖尿病視網膜病變」——如同我在第二章所說明，這些就是所謂糖尿病的三大併發症。

從以上三個案例，就可發現限醣飲食可有效預防及治療可怕的糖尿病三大併發症。

接下來，我也分享幾個我為糖尿病患者進行限醣飲食指導的案例。

【案例 4】

這個案例的主角，是個身高一百五十七公分、體重一百二十公斤、HbA1c 值為八・五的二十九歲女性，她是一位曾經二度接受人工流產的孕婦。

對於體型極度肥胖的糖尿病孕婦，由於生產過程可能發生危險，因此百分之九十九的婦產科醫師都會建議孕婦接受人工流產。過去她已經人工流產過二次，但這次卻因為無論如何都想生下小孩，所以在懷孕第八週的時候前來我的診所就診。

當時我對他說：「放心吧！在我這邊的話，妳一定可以生下小孩」，同時為她進行飲食指導。

過了大約二個月之後，那位孕婦瘦了十二公斤，而且 HbA1c 值也降到幾近正常值的六左右，就連血中酮體濃度野上升至六百。當然，她肚子裡的胎兒也順利成長。如此一來，她就不算是個糖尿病孕婦了。

對於體型肥胖的糖尿病孕婦，一般的婦產科醫師都會交給內科醫師治療糖尿病。不過一般內科醫師只會讓孕婦繼續吃白米飯，同時進行胰島素投藥治療。

最後，胖了十公斤的孕婦再次回到婦產科，並且因為無法正常經產道分娩，只能接受剖腹生產，但這樣很容易造成胎兒有早產問題。不僅如此，體重過重者在接受手術時的風險也會比一般人還高。

因此我沒將那位糖尿病孕婦轉診給內科醫師，而是直接指導孕婦執行高脂肪・高蛋白的限醣飲食，並在生產前讓她的體重降至一百公斤以下。如此一來，不僅可以控制她的血糖值，而且還能讓胎兒順利長大並安全來到這個世界。

【案例5】

這個案例的主角，是一位HbA1c值六・五的四十五歲糖尿病男性患者。

他是一位計程車司機，而我是偶然搭上他車子的乘客。在聊天的過程中，發現他是個有肥胖問題的糖尿病患者，而且計畫在半年後接受切除胃部組織的縮胃手術。我聽了之後告訴他：「只是把胃切掉而已，並沒有辦法治好糖尿病。其實你不必大費周章地做縮胃手術，只要改變一下飲食習慣就可以變瘦，而且還能改善糖尿病」，並建議他執行限醣飲食。他在聽了之後，便立刻回答說：「我願意試看看」。

他在接受我的飲食指導之後，只花二星期就瘦了八公斤，並在三個月後減去二十五公斤。另外，他的HbA1c值也降到正常值四・五。那位患者計畫在接下來約半年的時間內，把一百四十公斤的體重減到一百公斤左右。

【案例 6】

這個案例的主角，是一位十八歲時就罹患第一型糖尿病，已經持續施打胰島素長達三十年的四十六歲女性患者。

這位患者的 HbA1c 值高達八・九，併發症持續不斷惡化，除了眼睛健康狀態變差之外，腎功能也衰退得快需要接受人工透析治療。

因為她每天都要施打三十單位的胰島素，所以一整天的血糖值總是在三十至六百之間大幅度上升與下降。患者本身感覺得出來自己身體狀況不好，還曾擔心地說：「我可能活不過五十歲」。

從她來我診所之後，我便指導她執行限醣飲食，除了將主食（碳水化合物）的份量減半之外，也將胰島素的施打劑量也減半，並且囑咐她：「若身體感到任何不適，請隨時打手機聯絡我」。

然而奇怪的是，她的血糖值一直降不下來。經過一番詢問後，才發現她「每天都會喝加糖的咖啡牛奶」。對於執行限醣飲食的患者，我都會要求他們提交「飲食紀錄表」，可是她並沒有把加糖咖啡牛奶這一項填寫進去。

因此，我先讓她喝下加糖的咖啡牛奶，接著再為她測量血糖值。結果發現喝完過後，她的血糖值立刻飆到一百二十，所以她便馬上決定不再喝加糖的咖啡牛奶。

過了兩個月之後，她的血糖值順利地降到一百至二百五十，而且變得更穩定，就連胰島素的注射劑量也降到原本的五分之一。

事實上，她在第一型糖尿病發病以來，就沒吃過富含脂肪及蛋白質的肉類等食物。她之所以會那麼做，據說是她就診長達三十年的診所醫師所要求。不僅如此，那家診所的醫師還同意讓她吃白米飯、麵類以及地瓜等食物。在治療方法上，則只有不斷增加胰島素的注射量而已。

其實那是個比例相當差的飲食建議，但在糖尿病患者所就醫的醫療現場，卻是相當普遍的飲食指導與治療方法。

對於這些糖尿病患者，我的治療方式很簡單，就是戒掉白米飯以及含有砂糖的食物。只要遵守這個簡單的原則，糖尿病就會有戲劇性的改善。我衷心希望，能有越來越多醫師發現這個「事實」。

若是再繼續給予錯誤的治療，只是讓患者無辜受苦罷了。

酮可提升認知機能

我幾乎可以跟大家說，限醣飲食改善肥胖及糖尿病的效果已經獲得科學實證。直到目前為止，確實遵守限醣飲食原則的患者，都沒出現過任何明顯有害身體健康的症狀。

另一個重要的發現，就是近年來的研究證實限醣飲食下所增加的「酮體」，其實有益於治療或預防許多疾病。

在國際間，「高酮飲食」除了先前我所提過的癲癇之外，也被認為可作為應對阿茲海默症、帕金森氏症或是癌症的治療飲食法。

雖然起步慢了點，但日本在這方面的研究也慢慢發展當中。舉例來說，日本國立精神・神經醫療研究中心神經研究所的功刀浩先生與株式會社明治所組成的共同研究小組，在二〇一六年八月就曾經發表過一篇主題為「攝取含有中鏈脂肪酸油品（MCT 油）的酮體食物，可提升非失智症所引起之高齡者認知機能」的研究論文。

簡單地說，就是全球第一份明確指出血中酮體濃度升高後，就可提升認知機能的報告。

脂肪酸大致可分為飽和脂肪酸以及不飽和脂肪酸等兩種類型，但各自又可細分為長鏈、中鏈以及短鏈等三種類型。

關於富含脂肪酸的食用油，以下為大家整理分類。

牛油及豬油屬於長鏈飽和脂肪酸、橄欖油屬於長鏈一價不飽和脂肪酸，而亞麻仁油及魚油屬於長鏈多價不飽和脂肪酸。另外，椰子油屬於中鏈飽和脂肪酸，奶油則也屬於中鏈飽和脂肪酸。

具備提升認知機能的是「含中鏈脂肪酸之酮體食物」，因此是指使用椰子油的限醣飲食餐點。在前述的各項油品當中，攝取量越高越能增加血中酮體濃度的油品，就只有椰子油而已。

關於椰子油，美國有位醫師曾經用於治療自己罹患早發性阿茲海默症的丈夫，結果發現可抑制及改善病情惡化。

我曾經集結那些希望提升血中酮體濃度的人們，舉辦好幾次的外宿活動。在活動那幾天，大家只能攝取少量的糖質，並且定時測量血中酮體濃度。雖然只有短短的幾天，但許多參加者都表示自己的身體狀態好轉，甚至有人說：「酮體濃度一上升，就覺得自己頓悟許多事情，宛如進入另一個境界一般」。

有不少因為害喜而沒胃口吃飯的孕婦，反而意外地有活力，我個人認為那是體內酮體濃度偏高所帶來的好處。

比叡山上的修行僧經常斷食，我想他們在斷食二星期並且測量血中酮體濃度的話，很可能會測出五千這個驚人的數值。據說斷食在熬過最痛苦的階段之後，無論身心都會變得舒服。我想，那也是因為酮體的關係。

有不少害喜的孕婦都會討厭剛煮好的米飯香氣，但是對於肉類、雞蛋以及起司等食物卻沒有太大的排斥反應。或許，這是身體需要酮體的一種本能，所以才會喜歡含有脂肪以及蛋白質的食物。

此外，研究也發現運動也能幫助體內的酮體增加。因此，限醣飲食搭配適量運動，在維持身體健康上也是很重要的關鍵。

醣類是癌細胞的食物

對動物的正常細胞照射輻射線之後，其細胞一定會癌化。不過，只要癌變細胞不成長，癌細胞就不會繼續增加。

那麼，癌細胞是如何成長的呢？答案其實非常簡單。癌細胞是靠著飼料長大的。

事實上，癌細胞的飼料只有一個。癌細胞的飼料，就是葡萄糖。

在上一章當中，我曾經解說過「糖解作用系統」以及「粒線體系統」。由於癌細胞當中沒有能夠產生能量以維持活動力的粒線體，又或者是粒線體結構本身相當脆弱，因此無法透過粒線體系統產生熱量。

換言之，癌細胞只能透過糖解作用系統，將葡萄糖直接轉化為ATP，因此唯一的飼料就是葡萄糖。

如同前述，人類約在一百年前就發現癌細胞嗜葡萄糖的特質，而發現這個現象的人是德國生化學家，同時也是諾貝爾醫學獎得主的奧托．瓦爾堡博士。

簡單地說，限醣飲食抑制癌細胞成長與增加的效果值得令人期待。只要停止攝取葡萄糖這個癌細胞的食物來源，斷糧的癌細胞就會慢慢死於飢餓。

為何這個一百多年前就已經知道的原理，到現今還沒應用在癌症治療上呢？其實是因為人們過於重視三大營養素當中的糖質罷了。

舉例來說，對於癌症患者，醫師在施打抗癌劑的同時，也會施打葡萄糖點滴。

如同我不斷重複所言，這些行為都是天大的誤解。對於人體而言，最適合的熱量來源並不是葡萄糖，而是透過「低糖質・高脂肪・高蛋白」飲食所獲得的酮體。

有臨床報告指出，血中酮體濃度越高，就越能抑制癌細胞增多。

多摩南部地區醫院的古川健司醫師，在活用可提升抗癌劑效果的「免疫營養含酮飲食療法」（除飲食比例七成為脂肪、蛋白質為三成之外，還搭配超高濃度的維生素C點滴。脂肪來源以椰子油與亞麻仁油為主）之後，發現末期癌症患者的病情控制率（腫瘤消失、縮小或是不再惡化之人數比例）高達百分之八十三，這可說是相當驚人的成果。

有位罹患惡性肉瘤的男孩，在朝日內科診所院長・新井圭輔醫師的指導下，透過高酮飲食將血中酮體濃度維持在一千左右，藉此對抗惡性腫瘤問題。原本預估只能再存活一年，但過了一年多之後，癌細胞並沒有轉移，男孩也過得相當有活力。

此外，在惡性腦腫瘤患者的治療上，熊本大學腦神經外科團隊也開始展開高酮飲食療法。

如同第二章所述，糖質攝取過多會促使「糖化」及「氧化」這兩大老化元兇快速形成，氧化也和胰島素有密切關係。限醣飲食不只能夠抑制醣化及氧化，更能延緩人體老化的問題。

我認為，徹底的「低糖質・低胰島素・高酮體」組合，可同時發揮抗老及抗癌這兩大效果。

補充酮體的「健康輔助食品」也問世了

在美國，市面上已經可以買到能夠補充酮體的健康輔助食品。只要簡單吞服，不需要執行限醣飲食也可以提升血中酮體濃度。

開發同類健康輔助食品的英國牛津大學生理研究室，在二〇一六年發表了一篇論文，指出運動選手在服用酮體健康輔助食品之後，運動的耐久力會有所提升。

由於日本當地的健康輔助食品認證標準相當高，所以相關產品尚未在日本上市，但日本有幾家企業已經著手進行產品開發。

例如沖繩縣工業技術中心，就開發出獨特的大量生產技術，可利用微生物從生質物（biomass）當中製造出β-羥基丁酸。除了已知用途的健康輔助食品之外，相關技術也能應用於醫藥品及農業方面，目前正朝著商品化的方向持續進行驗證實驗。

從酮體可簡單阻斷糖質提供癌細胞養分的觀點來看，我認為酮體健康輔助食品在未來說不定能夠成為抗癌劑。

我之前有提到，徹底的限醣飲食可讓癌細胞「餓死」，即便是第三期癌症也能發揮相當好的治療效果。若患者體力充足，就連第四期癌症也有機會可以治癒。

其實，限醣飲食最主要的目的就是提升血中酮體濃度，所以在執行時必須攝取大量的肉類或是含有油脂的食物。然而，當癌症造成患者體力衰退或是腸道阻塞時，那些食物就會變得不易吞食。

簡單地說，我們已經知道限醣飲食能有效治療癌症，但我們也必須在患者還能正常飲食的狀態下開始展開飲食療法，不然治療成效將會非常有限。

然而，只要酮體健康輔助食品上市，即便是無法進食的末期癌症患者，也能輕易提升血中酮體濃度。如此一來，癌症治癒的機率就會提高許多。

全球標準的糖尿病治療藥物就是「限醣藥」

現今的糖尿病治療上，有兩種被稱為劃時代發明的治療藥物。這兩種藥物都有一個共通的賣點，那就是「能在不促使胰島素分泌的狀態下降低血糖」。

其中一項藥物是「二甲雙胍」（Metformin）。這是一種能夠抑制「糖質新生」的藥物。

如同我之前所說，從食物中所攝取的葡萄糖消耗完畢之後，肝臟就會從儲存於體內的糖類製造出新的葡萄糖。利用二甲雙胍抑制這項作用之後，血液中的葡萄糖就會變少，如此一來就可以在不仰賴胰島素的情況下，順利讓血糖值下降。

另一項藥物，是我上一章提過的「SGLT2 抑制劑」（Empagliflozin 等六種藥物）。這是一種能將葡萄糖排至尿液中的藥物。由於服藥之後葡萄糖會隨著尿液排出體外，所以也能在不仰賴胰島素的情況下，順利讓血糖值下降。

每一顆 SGLT2 抑制劑大約可讓五十至一百公克的葡萄糖隨尿液排出體外。若以白米飯為例，大約可讓兩碗飯份量的糖質消失而不受人體所吸收。

過去曾是糖尿病患者的我，曾經服用過這項藥物。我在未執行限醣飲食，照常攝取碳水化合物的情況下，飯後血糖值大約落在二百至三百之間。

我曾經在飯前一小時服用 SGLT2 抑制劑，並在壽司店一口氣吃下十六個壽司，結果飯後血糖值為一百二十。即便我吃了許多白米飯，血糖值反而比原本還低。

即便今天醫師對一百名患者說：「完全不准吃白米飯」，真正遵守醫囑的人絕對不會是一百人。我甚至可以說，真正遵守醫囑的患者比例，會低得令人大感挫折。

因此，不如利用「限醣飲食替代藥物」這種良藥，並且建議患者「盡量再減少糖質攝取量」。這樣的方式，反而能夠幫助更多患者。

從現實的角度來看，若想有效控制糖尿病患者的血糖值，這種要搭配限醣飲食的方式或許是最合宜的選項。

日本醫師堅守「胰島素注射治療」的理由

近年來，在美國的糖尿病治療方針上，不會促使胰島素分泌的二甲雙胍儼然成為第一線治療藥物，但日本卻完全不是那麼一回事。

在日本的糖尿病治療方針上，促使人體分泌胰島素的藥物仍為第一線治療藥物。治療的疾病相同，但為何日本選擇藥物的方向卻和美國相反呢？

理由其實非常現實，也很令人惋惜。說穿了，就是那些可促進胰島素分泌的藥物，在日本能夠圖利於醫師和製藥公司等醫療相關業者。

醫療相關業者若是以較高價的藥物作為處方的話，自然能夠獲得較高的報酬。雖然美國也有相同制度，但日本採用的是健保制度（患者負擔三成，且有負擔上限），因此不管藥物費用多麼高昂，患者只需要負擔一小部分費用即可。

雖然美國在前總統歐巴馬所推動的「歐式健保」之下，曾進行健保制度的改革，但仍舊有許多患者尚未加入健保，醫療費用幾乎是自費負擔，因此大家較偏向於選擇低價的藥物。也就是說，太貴的藥物在美國沒有人願意買單。

當然，大家最喜歡的還是價格便宜，但藥效表現佳的藥物，而二甲雙胍可說是符合價位低廉與藥效良好兩大要件的藥物。

簡言之，由於促進胰島素分泌的藥物其藥價較高，因此日本的醫師通常傾向開出那樣的藥品，但美國的醫師卻是偏好選擇藥物比較低廉，而且可抑制糖質新生的二甲雙胍。

在日本，診療報酬最高的就是胰島素注射劑。

當患者開始注射胰島素之後，醫師就能夠以居家自主注射指導管理費的名目，每個月獲得七百五十點（一點＝十日圓）的健保點數（診療報酬點數）。大概計算後可發現，包含胰島素藥劑費、血糖測量儀器材費（包含自我血糖檢測試紙等耗材在內）、管理費以及藥劑費，患者每個月所耗費的健保點數會超過三千點，因此醫師可獲得一筆為數不小的管理費用。

隨著患者注射的胰島素劑量增加，醫師的收入也會隨之增加。糖尿病患者一旦開始注射胰島素，絕大部分的人到死之前都得持續注射。簡言之，這是一種確保持續不中斷的「商業行為」。

當患者的糖尿病惡化至需要接受人工透析時，就會像我在第二章所說明的一般，每位患者每個月的醫療費用會從三萬日圓一口氣暴增至五十萬日圓（患者負擔上限為一萬日圓，但高所得者為二萬日圓，對於地方自治體而言，這是負擔相當龐大的健保費用）。

對於這種不合理的糖尿病醫療，包括我在內的限醣飲食推動派醫師正嘗試讓患者放下藥物，改用飲食療法來治療糖尿病。

若能利用限醣飲食來治療糖尿病，那就能夠大幅刪減醫療費用支出。然而若是真的那麼做，卻會造成醫療相關從事人員的收入銳減。

簡單地說，目前日本所採行的醫療費負擔結構是有問題的。因為在現行制度之下，患者病情好轉並不會使醫療從事人員的收入增加，反而是不要治好患者的疾病才能賺錢。

醫療行為的「真實價值」並不容易衡量，但若是無法修正現行的醫療報酬制度，那麼日本的糖尿病治療弊病就不會有太大的改善。因此，無論執行上的困難度有多高，我認為我們都應該繼續努力於「改革其制度」。

反對限醣飲食的人，其實還包括農業及食品業等業界。只要大家不斷吃白米、小麥、地瓜以及砂糖，那些業者就可以持續「賺錢」。

若是醫師能夠開立我剛剛所提到的SGLT2 抑制劑，讓我們吃下肚的糖質都能直接排出體外的話，那麼各方面的「當事者」都能獲得應有的利益了。

SGLT2 抑制劑並不會使糖尿病患者的病情惡化，而且還能照常攝取含有糖質的食物。如此一來，農業及食品業的相關從事人員就不會有意見了吧？另一方面，醫師也能持續開立處方藥物給患者，因此醫療相關業者也能獲得一定程度的收益。

因此其實並不需要大張旗鼓的推動「改革制度」，只要推廣新的藥物就能讓大家各取所需。

SGLT2 阻斷劑的「驚人成效」

在SGLT2 抑制劑剛問世時，我曾經抱持著懷疑的態度。從各方面來看，SGLT2 抑制劑的確是個無懈可擊的好藥，但我反對它的理由是「把吃下的糖質全數排出體外，不如一開始就別吃，那麼做只是浪費醫療資源罷了」。

當然，我也擔心其他問題。當時的我，認為SGLT2 抑制劑可能會像現今普及的胰島素一樣，對患者而言很難有所謂的正面幫助。另一方面，我也擔心有了這種可以完全將糖質排出體外的藥物之後，患者反而會過度攝取糖質，並且因此衍生其他的問題。

無論如何，我都認為要嚴格觀察SGLT2 抑制劑的臨床結果。

直到這幾年，全球各地陸續發表有關於SGLT2 抑制劑的各項臨床結果報告，使我覺得自己擔心過度了。

最初的衝擊發生在二〇一五年九月，當時加拿大多倫多大學的研究人員，曾經發表過一篇關於 SGLT2 抑制劑「Empagliflozin」的臨床試驗報告。

這項臨床試驗以七千名罹患心血管疾病的第二型糖尿病患者為對象，並將患者分為服用藥物組以及服用安慰劑組後，進行為期將近三年的追蹤研究（由製造及銷售藥物的藥廠

「百靈佳殷格翰」與「禮來」所主導)。

研究結果發現，這兩組患者的病情差異相當大。相較於服用安慰劑的患者而言，服用「Empagliflozin」的患者因心血管疾病而造成的死亡率約占百分之三十八，而且因為心臟衰竭而住院的人數少於百分之三十五。

綜觀過去的糖尿病藥物，從來沒有一項藥物能讓患者死亡率如此明顯下降。例如常用的胰島素就完全無法降低患者的死亡率，因此連研究小組的主任研究員在發表論文時，都以「Amazing result」(驚人成效)一詞來形容其研究成果。

若從臨床試驗的時間軸來看，會發現更驚人的現象。在研究團隊開始進行「Empagliflozin」投藥之後，兩組患者之間立即出現明顯差異，過了幾天之後，差異變得更大。服用「Empagliflozin」的患者，以僅以一定比例出現症狀惡化的問題，但未服用的患者卻是急遽惡化。

因此這項研究的結果是建議人們每天將五十至一百公克的糖質排出體外。

日本的糖尿病權威至今仍鼓吹「人體每天需要一百七十公克的糖質」，不知道他們看到這份調查結果是何感想？

接著是二〇一六年六月，同一個研究團隊發表同份研究調查的附屬研究調查（前述內容為主研究調查）結果，並指出「Empagliflozin」具備改善腎功能衰退的作用。換言之，在進行「Empagliflozin」投藥治療之後，病情惡化至需要接受人工透析的患者人數也有下降的趨勢。

截至目前為止，還沒有任何的糖尿病治療藥物可對腎臟疾患產生效果。神奇的是，SGLT2 抑制劑竟然辦到了。

到了二〇一七年一月，該研究團隊再次發表附屬研究調查結果。這次的報告指出「Empagliflozin」對於體型偏瘦的亞洲人也具有確實療效。其實過去醫學界總是認為，「Empagliflozin」這些SGLT2 抑制劑只能對肥胖體型的歐美人發揮作用，但這份報告卻徹底顛覆專家過往的見解。

簡單地說，「Empagliflozin」能對心臟疾患、心臟衰竭、腎功能衰退以及偏瘦體型之亞洲人發揮藥效，對於日本糖尿病患者的心臟疾患與腎臟疾患來說，更是相當值得期待的治療藥物。

據說「Empagliflozin」也具備提升血中酮體濃度的作用。有義大利的醫師表示，「Empagliflozin」之所以能夠改善糖尿病患者的心臟疾患與腎臟疾患，很可能是因為患者血中酮體濃度升高的關係。另外，美國糖尿病學會的會刊也刊載著一篇名為「SGLT2 抑制劑或許能夠利用酮體來提升保護人體器官之效果」的論文。

對我而言，則是相當樂見國際上有論文提及我所認同的主題。

對於腎臟病患以及腦・心血管患者也有治療效果的 SGLT2 阻斷劑

二〇一七年三月，再度出現一篇令我大感震撼的調查結果。

這次的調查結果是由阿斯利康製藥公司所發表，是一項關於三種 SGLT2 抑制劑（Dapagliflozin、Canagliflozin、Empagliflozin），同時調查對象多達三十萬人的真實世界證據（real-world evidence，RWE）試驗，也就是所謂的「回溯試驗」。

「Empagliflozin」的臨床試驗，是在事先決定患者人選之後，再進行投藥與過程變化的追蹤調查。

相對於這項臨床試驗調查的真實世界證據試驗，則是在丹麥、挪威、瑞典、英國以及美國等國家，針對十五萬名服用 SGLT2 抑制劑的糖尿病患者，以及十五萬名接受其它治療的糖尿病患者，進行大規模的「病歷」檢閱行動，藉此比較和研究雙方各自的治療成效。由於是利用醫療紀錄來確認患者的治療過程，因此我才會稱之為「回溯試驗」。

結果發現，相較於其他糖尿病治療藥物而言，SGLT2 抑制劑能夠降低百分之五十一的心臟衰竭死亡率。

一般而言，這種回溯試驗的精準度會比直接紀錄病情發展變化的臨床試驗還差，但從該報告中還是能發現服用SGLT2 抑制劑的患者當中，每兩個人當中就有一人可避免死於心臟衰竭。若是使用傳統的糖尿病治療用藥，絕大部分的患者都會死於心臟衰竭，因此可說是相當令人震撼的數據。

在二〇一七年六月，針對美國糖尿病患者最常服用的SGLT2 抑制劑「Canagliflozin」，美國糖尿病學會發表一篇研究人數為一萬人的臨床試驗報告。這項藥物在美國的糖尿病治療市占率約有六成之多。

主導這場臨床試驗的楊森製藥公司，是生產與銷售「Canagliflozin」的大藥廠。如同「Empagliflozin」的臨床試驗一般，這場臨床試驗將患者分為兩組，分別讓他們服用「Canagliflozin」與不具療效的安慰劑。

臨床試驗結果和「Empagliflozin」相同，相較於服用安慰劑的患者而言，服用

「Canagliflozin」的患者死腦血管疾患或心血管疾患的比例明顯減少許多。除此之外，患者在服藥之後，罹患腎臟疾患的機率也會降低。因此，我們再次體會到SGLT2 抑制劑「真的很厲害」。

不同於日本，美國醫學界在做決策時相當明快，只要是熱門藥物提出這種優秀的數據，所有併發腦血管疾病或心血管疾病的糖尿病患者，就會立即改用SGLT2 抑制劑。

當然，重度糖尿病患者就不適用 SGLT2 抑制劑的藥效。我曾經提過，美國的糖尿病治療第一線藥物為二甲雙胍，但只要藥價更便宜一些，SGLT2 抑制劑遲早會變成糖尿病治療的第一線藥物。

其實「Canagliflozin」原本是日本田邊三菱所開發的醫藥品。這個誕生於日本的SGLT2 抑制劑，未來將會成為全球的糖尿病治療主角。

可惜的是，即便是誕生於日本，即便臨床試驗的數據那麼完美，日本的醫學界仍然不為所動，完全不願遵從「國際標準」。這背後的主要原因，就是我之前所提到的商業考量，也就是「大家普遍傾向使用健保點數高的藥物」。在這個魔咒所糾纏之下，日本的醫療現狀才會出現這種詭異的歪風。

對於注射胰島素的糖尿病患者而言，SGLT2 抑制劑可能會引發「血糖過低」的問題，因此投藥之前必須經過許多評估的手續。從醫學的角度來看，在胰島素治療相當普及的日本，想讓患者中止胰島素投藥治療，同時切換至服用SGLT2 抑制劑的話，其實困難度相當高。

另一方面，美國並未太依賴胰島素治療，所以糖尿病患者才能立即改為使用SGLT2 抑制劑。

在日本，SGLT2 抑制劑雖然已經列為治療第二型糖尿病的健保給付藥物，但第一型糖尿病及妊娠糖尿病則不在給付範圍之中。若是SGLT2 抑制劑能早日成為所有糖尿病患者都適用的健保給付藥物，那麼就會有更多糖尿病患者得救了。

不需要依賴藥物，只要不攝取糖質就行了

無論如何，我想那些能將糖質排出體外的藥物，今後應該會陸續問世才對。

我之前有提過，「糖質是癌細胞唯一的食物」。由於SGLT2 抑制劑可徹底將糖排出

體外，因此很可能具備預防癌細胞成長或轉移的效果。

對於想繼續攝取糖質的人來說，將糖排出體外的藥物可說是相當優秀的發明。此外，對於醫師而言也是絕佳的得力助手。

對於那些想把糖尿病患者留在身邊的醫療相關從事人員來說，比起推動無法賺錢的限醣飲食療法，會比較願意推廣那些能夠賺錢的治療藥物。

對於我們這些限醣飲食推廣派的醫師而言，其實也相當樂見SGLT2抑制劑的發展。

其實SGLT2抑制劑的藥效，就是所謂的「被動式限醣飲食」。執行限醣飲食的人，在展開行動不久之後，就可以立即感到自己的身體狀況變好。隨著攝取的糖質變少，患者也會發現自己不需要藥物的幫忙，也能展開「主動式限醣飲食」。

也就是說，SGLT2抑制劑和人工甘味料一樣，都是用來幫助患者徹底戒掉糖質的工具。

SGLT2抑制劑那劃時代的醫學表現數據，反映出「將吃進肚的糖排出體外後，有助於心臟及腎臟的健康」。既然如此，打從一開始就執行限醣飲食而不攝取糖質的我們，身體健康狀態自然不會變糟。

我提過日本糖尿病學會的門脇醫師曾經「改變立場」。或許是因為他得知這些國際性的最新醫學研究，所以才會慢慢地改變立場。只要了解背後的事實，日本糖尿病學會的治療方針應該也會出現重大改革。

從這個角度來看，SGLT2 抑制劑對於限醣飲食推動派來說也是一個很好的發明。

我在上一章曾經較嚴厲地批判那些「死守治療方針的醫師們」，但他們絕對不是什麼十惡不赦的「壞人」。因為身為一名醫師，每個人都擁有想要將患者醫治好的原始本能。尤其是較年輕的醫師，都能坦率接受SGLT2 抑制劑的厲害之處，因此有越來越多的醫師願意為糖尿病患者開立SGLT2 抑制劑的處方。

相信有不少醫師越是感受SGLT2 抑制劑的藥效，心中就越有一份矛盾的情感。「既然這種能把糖排至尿液的藥物如此厲害，那不如從一開始就別吃糖呀！」其實這沒什麼好矛盾或天人交戰的呀！因為事實就是如此。

然而，有些醫師更是莫名其妙地對患者說：「因為SGLT2 抑制劑可以幫助身體排出糖，所以糖質的攝取量要比之前多才行」。

自己測量及控制血糖值與酮值的時代來臨

人類的行動有個特徵，那就是「了解之後就會改變」。如同SGLT2 抑制劑一般，酮體對於人體也有益處的新常識，將會在短時間內迅速普及。

除了醫師及營養師等專家之外，一般民眾的行動也將會受到影響而改變。

我想在不久的將來，人們將能夠透過自行測量血糖與血中酮體濃度的方式來自我管理健康狀態。現在許多家庭都備有體溫計和血壓計，但最後一定會有許多家庭同時備有測量血糖值與酮體濃度的儀器。

搞不好在不久的將來，就會有人設計出專門檢測血糖值與酮體濃度的手機App 軟體。如此一來，任何人都能一眼就看出吃飯時血糖值會上升多少。那麼，不再吃白米飯的人就會快速增加了。

事實上，亞培所推出的「FreeStyle Libre」就是一台可以簡單自行測量血糖值與酮體濃度的居家測量儀。我自己也有一台，這和一般的血糖機不同，因為使用時不必刺傷指尖採血，可以大幅降低「疼痛」及「麻煩」等不方便的問題。

只要將一個大小約五十元硬幣的針刺偵測儀安裝在手臂，就可連續測量並即時顯示出十四天之內的血糖值與酮體濃度數值。

在價格方面，儀器加上偵測儀大約是一萬五千日圓。由於偵測儀是拋棄式耗材，因此費用並不算便宜，若是能夠改善價位不親民的問題，相信未來一定能普及運用。

最近有個專為醫療機構所開發的儀器，只要將偵測儀夾在手指頭上就可測量血糖值。或許在不久的將來，這款儀器也會開放一般市售。

若是能養成每天自行測量血糖值，並且掌握自身的血糖狀態，就能提升整個日本醫療界以及患者的健康意識。

同樣罹患糖尿病，有些人因為併發症而感到身體不適，有些人卻能夠活得很健康。關於這樣的差異，提倡「低胰島素療法」的新井圭輔醫師曾經以「酒量好壞」為例來進行說明。也就是說，糖尿病患者的健康狀態表現，會因為對糖質耐受性的高低不同而有所差異。

酒量好的人就算喝下再多的酒，卻會因為身體能夠順利代謝酒精而沒什麼影響。但身體無法代謝酒精的人只要喝一點酒，就可能會失去意識，嚴重者甚至會喪命。

糖質和酒精相同，有些人的體質可以順利處理，有些人的體質則是拿糖質沒轍。體質上無法順利處理糖質的人，則會因為血糖過高而危害健康。

酒量差的人通常都會有所自覺地避免喝酒。相同地，體質無法順利處理糖質的人，最好的方法就是不要攝取糖質。

實際喝過幾次酒之後，酒量差的人通常都會有所自覺地發現自己的體質不適合喝酒，但體質上不適合攝取糖質的人，不管攝取再多糖質也無法發現自己不適合攝取糖質。通常都是因為身體不適了，就醫被診斷出罹患糖尿病之後才會恍然大悟。然而，若走到這一步，一切都已經太遲了。

若是操作方式簡單的血糖機能夠普及，很多人就能發現餐後上升的血糖值往往無法順利降下來。換言之，透過這種方式可和喝酒的問題一樣，只要一眼就能了解「自身體質處理糖質的能力偏低」，那就能夠自動自發地進行「自我管理」。

此外，新井醫師也曾說過：「相對於體質可處理糖質的人而言，體質上無法處理糖質的人比較長壽」。若從滴酒不沾者比酒國英雄長壽的觀點來看，我認為那樣的推論言之有理。

之前我也提過：「無法分泌胰島素的線蟲較為長壽」。能夠處理糖質的體質，其實就是能夠大量分泌胰島素的體質。換言之，就像是一般的普通線蟲一樣。

另一方面，無法處理糖質的體質，就是胰島素分泌能力較差的體質。這樣的人只要不攝取糖質，胰島素分泌量就會比一般人少，因此也較不容易受負面影響。也就是說，這種人和長壽的線蟲一樣。

簡單地說，即便罹患糖尿病，只要中止攝取糖質，甚至能比未罹患糖尿病的人長壽。

當然，除血糖值之外，還有許多驗血數值與身體健康有關。舉例來說，鐵質數值高低會影響是否有貧血問題、白蛋白濃度可反映肝功能，而屬於老廢物質的肌酸酐血中濃度，則是能用來診斷腎功能。對於驗血檢查來說，血糖值只是其中一個項目罷了。

然而，只要血糖值不要像搭雲霄飛車般忽高忽低，絕大部分的疾病都能輕易「控制」。正因為如此，限醣飲食才具備預防及治療疾病的效果。因此，各位只要確實觀察自己的血糖值變化，就可幫助自己預防疾病，也能讓自己活得更健康。

一直以來，體溫計在一般家庭，一直扮演著相當重要的角色。只要能夠自行確認是否發燒，就能進行最基本的健康管理。近年來，家用血壓機也持續普及。我想在不久的將來，血糖機和測量血中酮體濃度的家用儀器也會出現在每個家庭裡。

或許在未來新訂立的醫療指南當中，會刊載著血中酮體濃度維持在一千以上就可預防癌症。如此一來，父母死於癌症，而兄弟姊妹之中也有癌症患者的「癌症遺傳體質者」，就會認真打造血中酮體濃度高的體質。

其實我們這些限醣飲食派的成員都認為「血中酮體濃度高於一千，可預防許多疾病」，因此已經有許多人都會定期測量自身的血中酮體濃度。

未來不只是糖尿病，或許連癌症都可以透過管理血糖值與血中酮體濃度的方式來加以控制。

第5章

一起開始「限醣」吧！

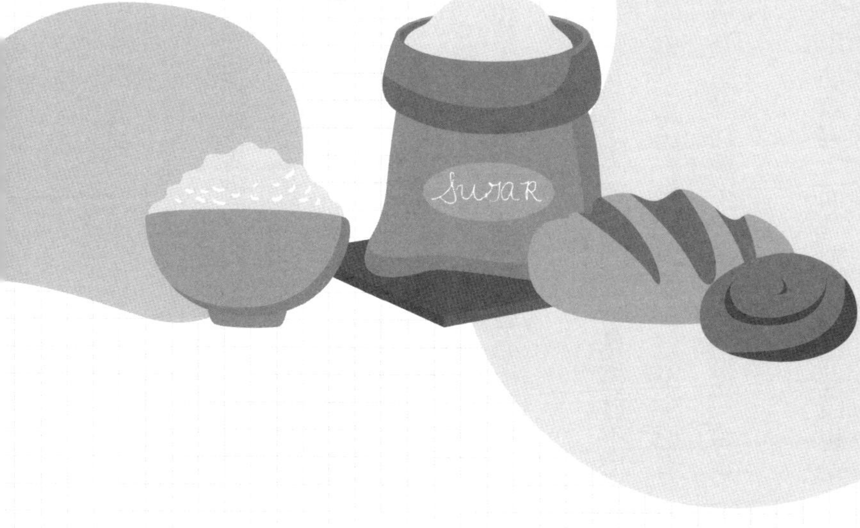

一切都必須從「體質」開始改變

到我的診所就診的肥胖患者當中（除孕婦之外，還包括罹患糖尿病或生理不順的患者），有不少人總是歇斯底里地說：「如果沒有甜食，我會活不下去。」就連體重超過一百公斤的單身男性，也曾經對我說：「吃甜點是這世界上最美好的事情。若結婚後無法隨心所欲地吃甜點，我寧可一輩子單身。」

這真的是甜食中毒者。或許這麼說有點不禮貌，但我覺得他們連腦子都被甜食所毒害了。當然，如同我先前所提過，只要補充維生素製劑和鐵劑，患者的問題就會有所改善，但還是有不少患者頑強拒絕了。

這麼做或許有點冷淡，不過對於那樣的患者，我通常先置之不理。因為不見棺材不掉淚，非得到身體狀況惡化到覺得自己快不行了，他們才會下定決心接受治療。有不少患者都是走到這一步才開始接受治療，但這時候通常已經成為重度病患了，後續的治療只會讓患者本人感到更加難受而已。

在眾多甜食中毒者當中，我覺得有不少人從小就不用功讀書，而且對自己的健康也是漠不關心。其實，最大的問題出於養育他們的父母。就我來看，那些患者都是犧牲者。因為他們從小就被餵食麵包與零食，平時就打電動遊戲虛度光陰，完全不思考深度的事。在我們身邊，這樣的年輕人似乎越來越多。

對於我們醫師而言，治療患者不只是對症下藥，對於那樣的患者更是覺得需要徹底改變「體質」才行。

舉例來說，對於生理不順前來就診的肥胖患者，我總是這麼應對著。

「我這裡當然有藥物可以改善生理不順的問題，但藥效都是一時性的效果。妳如果想徹底治好生理不順，我倒是有其他的方法。妳是認真想治好病呢？還是只想改善眼前的症狀？想和我一起努力根治問題嗎？」

許多疾病都是如此。世界上有許多藥物是可以改善表面的症狀，但卻無法有效根治疾病。舉例來說，咳嗽時吃止咳藥，有痰時吃祛痰藥。然而，患者經常感冒的根本原因是什麼呢？我想，我們醫師該做的事，並不是這些深層的問題。但是我覺得有個效果不錯的方法，那就是確實執行限醣飲食。

如何跳脫根深柢固的「白米信仰」

如同前述，甜食中毒大致可以分為「砂糖成癮」與「白米成癮」這兩種類型。從嚴重程度來看，我認為白米成癮的問題比較棘手。有不少人都知道「砂糖攝取過多有害健康」，但卻沒有多少人認為「白米吃多了對身體不好」。

相對地，白米飯在一般人的印象當中，反而是一種「健康」的食物。不少人一定會認為：「每天早上吃白米飯配納豆，或是吃一碗雞蛋拌飯有什麼不好？這不就是日本傳統的健康飲食嗎？」

當然，沒有白米飯的雞蛋拌納豆確實很健康，但那樣的組合並不美味，而且每天早上都吃那樣的東西一定會膩。不過，只要加在白米飯上面就會覺得好吃許多。這就是白米飯的「魔力」。

我已經反覆提過許多次，白米飯有益人體健康的說法，其實只是醫學及營養學的「神話」罷了。這個神話從嬰兒時代開始，就成為我們飲食習慣的一部分，最後變成一種深植內心的信仰。正因如此，我們才會難以擺脫這個洗腦式的教育。

我之前曾提到，許多患者在服用我處方的維生素與鐵劑之後，就會因為變得沒有想吃的欲望而慢慢戒掉那些含有大量砂糖的零食及飲料。不過，要戒掉白米飯卻一點也不容易。

然而，許多人在罹患糖尿病且開始自行測量血糖值之後，就會開始注意到砂糖等糖質的攝取量，並且盡可能地避免攝取。畢竟對於大部分的人而言，「命」比美食所帶來的樂趣更重要。

包含移民至美國的日本人在內，美國當地亞洲人的糖尿病發病率遠高於來自歐洲地區的移民。即便是長年居住於以小麥為主食的美國，亞洲人還是難以捨棄「白米信仰」，比起麵包，更喜歡吃白米飯。正因如此，才會因為攝取過多糖質而罹患糖尿病。

我在罹患糖尿病之前也是個標準的白米信仰者，每天都會吃下三大碗白飯。不過我還有一個特質，就是我很喜歡吃肉。由於我本來就不太喜歡吃麵包，所以在戒掉穀類之後，我每天都過著吃肉吃到飽的限醣飲食生活。雖然我一天只吃一餐（早餐及午餐只喝咖啡），但我一點也不會感到痛苦。

我的意志力不算堅強，反而非常容易受到誘惑。

我在知道自己罹患糖尿病之前，每天晚上都能吃下十支迷你冰棒。我診所裡的冰箱也是隨時擺著好幾盒冰棒，只要一覺得累就會隨手拿出來吃。例如接生完新生兒回到院長室之後，我就會迫不及待地拿出冰棒享用。

當時的我也覺得自己不太正常。不過，因為我在家裡那麼做的話，一定會被老婆罵，所以在沒人管我的診所裡，我才能放心恣意地享受著吃冰棒的快感。

當然，我那時候的健康狀態並不佳。我當時的體重高達八十四公斤，有肥胖及高血壓的問題，但最困擾我的是強烈的睡意。那時候我不只早上爬不起來，還一整天昏昏欲睡，甚至開車都會打瞌睡，每天都過著可能出車禍的日子。

舉例來說，那時候我在吃完早餐，開車前往診所的路上，都會出現強烈的睡意。吃完午餐之後，我總是受不了而去睡午覺。下班後在回家路上，經常因為打瞌睡而差點出車禍。

之前我說明過，吃飽後之所以會想睡覺，是因為攝取糖質之後上升的血糖值，在胰島素作用下急速下降所引起。

因此，在展開限醣飲食不到一個月，我就再也不會突然變得昏昏欲睡了。

不僅如此，晚上我也變得比較容易入睡。每天晚上一到十二點，我只要躺平就會快速進入夢鄉。到了早上五點，就會自動醒過來，即便是半夜二、三點臨時被叫起來接生，我也能立刻起床並提振精神。在睡眠過程中，我則是一直處於熟睡的狀態。

有時候我會一邊吃壽司，一邊喝著日本酒。但我發現，只要我那麼做，隔天起床就會變得很辛苦，這讓我再次體認到「糖質」有多麼可怕了。

對我來說，執行限醣飲食前後的最大差異，應該就是睡眠品質了。對於一個隨時待命要幫產婦接生的婦產科醫師來說，限醣飲食真的是非常棒的飲食法。

我看好「五層龍（Salacia）牛丼」的理由

有些人知道「精製食品對身體健康有害」，所以會改為使用糙米、全麥麵粉以及楓糖等非精製穀類與糖類。

不過對於想要預防生活習慣病，或是想治好糖尿病的人來說，這種輕度的限醣飲食其實「太過於和緩」。

市面上已經越來越容易買到小麥麩質或是黃豆粉這些糖質含量較低的食材。這些材料可以拿來做成麵包或餅乾，而且小孩也會覺得一樣好吃。在健康意識抬頭之下，市面上已經有許多利用這些食材所製成的商品。現在甚至還有無糖質果凍。

另外，市面上也有零糖質啤酒與日本酒，有些餐廳則是利用豆腐代替白米飯，設計出許多美味又健康的餐點。

近年來，富含直鏈澱粉（存在於米的澱粉），且像秈米一樣糖質含量低的米大受喜愛，其需求量日益增多。

最近市面上出現一種名為「五層龍」，可抑制人體吸收糖質的健康輔助食品。五層龍其實是一種亞熱帶地區的原生植物。生長於在中國、印度、斯里蘭卡以及泰國等地，其根枝自古以來就是一種運用於醫學上的藥物。

據說「限醣飲食」的市值高達三千億日圓，可說是成長備受期待的新領域。

我是個「限醣飲食家」，所以我相當看好吉野家所推出的新產品，號稱可抑制糖質吸收的「五層龍牛丼」。

在限醣飲食派當中，有些團體的執行標準相當嚴格，非常不喜歡那種不乾不脆的限醣飲食法。然而，我並無法想像數十年後大多數日本人會過著不吃白米飯的生活，我也不認為大多數人類都會過著沒有碳水化合物的日子。畢竟這涉及的不只是飲食文化層面，對於經濟的影響更是難以想像。

既然如此，最重要的目標就是具體提出能夠兼顧健康的「折衷方案」。從這個角度來看，我認為「五層龍牛丼」就是非常棒的新提案。

我自己曾試吃過一次「五層龍牛丼」。萃取自五層龍的「Salacinol」，是一種無臭無味的成分，加於牛丼的湯汁中一起熬煮，其實就跟一般的牛丼一樣。那時我大概吃完九成的白米飯（其實白米飯真的很美味），但我的飯後血糖值卻只有一百五十左右。我平時的血糖值大約是一百一十左右，對於吃完白米飯後只升到一百五十這個現象，我真的感到非常驚訝。

一般來說，非糖尿病患者的飯後血糖值大概會有一百八十左右。如同五層龍牛丼的廣告詞一般，吃完之後糖質會比較不容易受人體吸收，所以血糖上升的幅度就會非常有限。

關於那個可讓攝取後糖質消失的SGLT2 抑制劑，我也覺得那對於糖尿病患者來說是一大福音，所以相當樂見於該藥物的發展。我到現在還是很喜歡白米飯，但我總是忍著別吃，一整年下來頂多吃個幾口。不過只要服用SGLT2 抑制劑的話，我就能多吃幾口白米飯了。老實說，這一點真的令我感到很開心。

雖然聽起來不是很好聽，但我私底下都把SGLT2 抑制劑稱為「事後藥」。當我抵抗不了誘惑而做出傷害身體的事之後，就可以用 SGLT2 抑制劑來湮滅證據。

若是人們能夠一如往常地吃白米飯，只靠藥物就可以消除糖質，那何嘗不是一種進步呢？就我看來，比起害處不勝枚舉的胰島素而言，SGLT2 抑制劑可說是劃時代的進步。

選擇適合自己的限醣方法

關於限醣飲食的執行方式，有些較為嚴格，有些則較為寬鬆，其實方法可說是相當多樣化。因此最重要的一件事，就是搭配自身的健康狀態與執行目的，去選擇最適合自己的限醣飲食執行法。

舉例來說，限醣飲食先驅——高雄病院理事長江部康二先生就提倡將限醣飲食的強度設定為三個階段。

1. 強度限醣飲食：三餐都不吃主食，嚴格限制糖質攝取量→對於糖尿病及減重的效果最為顯著。

2. 標準限醣飲食：三餐當中有兩餐限制糖質攝取量，只有一餐（除晚餐）能夠攝取主食→相對於熱量限制法而言，更適合糖尿病患者與減重者。

3.輕度限醣飲食：三餐當中只有一餐（基本上為晚餐）不吃主食，藉此限制糖質攝取量↓具有輕微的減重效果，但不適合糖尿病患者。

對於孕婦，我所建議的是「MEC 飲食法」。這是沖繩縣那霸市「古藏診所」的渡邊信幸院長所提倡的限醣飲食法，也就是「每天積極攝取肉類（MEAT）、蛋類（EGG）、起司（CHEESE）」，同時盡量避免攝取白米飯、麵包、地瓜以及水果的飲食法。具體的執行方式我會再做詳細說明，不過最基本的概念就是先不管嚴格的限醣飲食法，而是「優先攝取高脂肪與高蛋白的食物」。若是攝取大量「肉類、蛋類與起司」之後還是有飢餓感，也可以攝取少量的白米飯、麵包或麵類。

提倡「生酮飲食（將酮體做為熱量來源：ketogenic diet）」的日本機能性醫學研究所所長齊藤糧三先生所推動的飲食法基本原則為：①不計算熱量、②完全不攝取糖質（碳水化合物）、③每天攝取六十公克的蛋白質、④透過蔬菜攝取膳食纖維及礦物質（鎂及鋅）、⑤每天攝取一至二大匙椰子油。

提倡低醣飲食法（低碳水化合物：Low Carbohydrate），任職於北里大學北里研究所醫院糖尿病中心的山田悟先生則是認為，「一天基本三餐，每餐糖質攝取量為二十至四十公克，而三餐之外的糖質攝取量則是十公克。每天的糖質攝取總量需控制在七十至一百三十公克」。

鐵質&維生素B群很重要，所以要吃「肉・蛋・起司」

為何肉、蛋、起司如此重要呢？這個我之後會再詳細說明。

肉、蛋、起司不只不含糖質，而且還富含鐵質與維生素B群。

我曾經提過維生素B群是產生能量時最重要的物質，因此對於人體而言是不可或缺的。

鐵質最主要的功能，就是形成紅血球當中的血紅蛋白（又稱為血紅素；hemoglobin）。紅血球最主要的工作，就是將氧氣運送到全身細胞。不過嚴格來說，氧氣是附著在血紅蛋白中的鐵離子上面，再隨著紅血球被輸往全身。

因此，當人體缺乏鐵質時，就會引起「貧血」的問題。

其實鐵質的功能相當多，例如鐵質也是人體產生熱量時所需要的重要物質。

在「三羧酸循環」產生熱量（粒線體系統產生ATP）的過程當中，鐵質（細胞色素）和維生素B群都是不可或缺的重要角色。

換言之，鐵質不只是血液的成分之一，也是所有人體細胞的能量來源。

地球有四分之一是由鐵所構成，所以整個地球都帶有磁力。地球在剛誕生時，幾乎可說是一個大鐵球。

地球上最原始的生命體，是透過鐵的氧化還原力所形成，也就是在鐵離子作用下所誕生。正因如此，絕大部分生物體內都存有鐵質。就連人類也是一樣，若是沒有鐵質的話就會無法生存。

事實上，近年來有人研究發現缺鐵不只會引發貧血，更可能會造成人們在情緒上變得悲觀而引發「憂鬱症」。

在上一章中，我曾說明糖質攝取過多會造成人體缺乏維生素B群，進而造成粒線體系統無法正常運作，但在那樣的情況之下，其實人體也會缺乏鐵質。

換句話說，「糖質攝取過量＝維生素B群以及鐵質不足」會導致粒線體系統的活動停滯，使得身心都會失去活力。

說到這邊，相信大家應該都了解肉、蛋、起司為何有益身體健康了吧？只要抑制糖質攝取量，同時將飲食重心放在肉、蛋、起司等食材上，身心就能維持應有的活力。

對於糖尿病女性患者，在進行限醣飲食指導的同時，我也會為她們處方鐵劑與維生素B群。

我最主要的目的，就是幫助她們補足糖質攝取過剩所流失的鐵質和維生素B群。

絕大部分的女性患者過了二至三個月之後，就會對我說：「以前超愛吃的甜食，最近變得不是那麼想吃了」。

其實，這不單純是「習慣變了」而已。換句話說，在補足鐵質與維生素B群之後，細胞內部的粒線體會變得有活力，並且提供身心所需的能量，因此就不再需要糖質，這時候身體反而較需要脂肪與蛋白質。

我曾提到「若粒線體沒有活力，就會因為人體需要糖解作用系統提供熱量，因此就會變得想要攝取糖質」。然而，只要確實補充鐵質與維生素B群，人體細胞就會產生完全相反的作用。

補充鐵質&維生素B群就可治療進食障礙

從我過去行醫的經驗當中，發現可透過補充鐵質與維生素B群的方式，來有效改善產婦憂鬱症（常見於懷孕期間女性的精神不穩定狀態）及產後憂鬱症。

以下是我親身經手的病例，主角是一位二十六歲的孕婦。

從懷孕初期到後期，她的體重只從四十二公斤增加到四十六公斤。仔細詢問之後才發現，她不管吃什麼都會馬上嘔吐出來。一開始我認為那是單純的孕吐，為避免胎兒發育受到影響，所以我建議她辦理住院，並且吃診所提供的孕婦餐。

後來發現，那位孕婦的問題不是孕吐，而是進食障礙中的「暴食症」所引起。那位孕婦在用完餐後就會走進廁所，利用手指挖喉嚨的方式催吐，而她在懷孕期間也是這樣反覆地催吐。那位孕婦表示自己從小就很喜歡吃零食，但因為怕胖所以從中學開始，就有這種催吐的習慣。

不過我並沒有斥責她，而是立刻為她處方鐵劑與維生素B群，並且要求她馬上服用。如此一來，她就不再暴食催吐，而且也會乖乖吃完診所為她準備的孕婦餐。雖然胎兒只有一千九百公克，但最後總算是順利生下嬰兒。過了幾年之後，那位孕婦持續執行限醣飲食，不只是克服自己的暴食症，而且小孩也養育得很健康。

從這個案例來看，不難發現鐵質與維生素B群有多麼重要。

若是身體健康，就不需要透過健康輔助食品來額外攝取鐵質與維生素B群，只要充分攝取肉、蛋、起司等食物即可。

糖質單日攝取量最高為五十公克，就可使血中酮體濃度急速上升

我認為不只是糖尿病患者需要執行限醣飲食法，即便是身體健康無虞，但有癌症家族病史，或是有肥胖、高血壓等問題的人，都建議透過限醣飲食來提升血中酮體濃度，藉此發揮預防疾病的效果。

只要將糖質攝取量限制在「每天五十公克左右」，就可讓身體產生更多的酮體。若以分配量來說，大概是早餐二十公克、午餐二十公克、晚餐二十公克，或是早餐十公克、午餐十公克、下午茶十公克、晚餐十公克也可以。

因為我本身不是一天吃三餐，而是只有吃晚餐一餐而已，所以我一次攝取五十公克也沒問題。

其實不要思考得太複雜，只要盡量避免攝取白米飯、麵包及麵類等碳水化合物，並且充分攝取脂肪與蛋白質的話，就可自然達到限醣飲食的效果。

就三大營養素的比例來說，大概可分配為「碳水化合物二成、脂肪四成、蛋白質四

成」。

不過有一點要特別注意，那就是要避免熱量攝取不足的問題。

若是少吃一碗白米飯，就要增加一・五倍的肉類攝取量。另外，如果是完全不攝取碳水化合物，那麼每天就要吃「三至五顆雞蛋」。

除此之外，充分使用椰子油、奶油或是生奶油這些幾乎是由脂肪所組成的食材，也能有效防止熱量攝取不足的問題。

MEC飲食＋醣類一百三十公克以下＋咀嚼三十下

接下來我要介紹的限醣飲食，雖然不會促進血中酮體濃度快速上升，但也是我推薦孕婦們所執行的方法之一。由於這項限醣飲食法具備維持健康的效果，所以非孕婦的一般人士也可以參考。

關於日本厚生勞働省「日本人飲食攝取基準」中所建議的每日總攝取熱量，成年男性為一千八百五十至三千零五十大卡，成年女性則是一千五百至二千三百大卡（最小值為身體活動量較低的七十歲以上高齡者，最大值則是身體活動量較高之十八至四十九歲（女性為三十至四十九歲）的青壯年族群）。

如同我前面所提過的內容，官方建議基準在攝取比例方面為「蛋白質百分之十三至二十、脂肪百分之二十至三十、碳水化合物百分之五十至六十五」（產生熱量的營養素比例）。過去我已經提過好幾次，這個比例是以碳水化合物（穀類、白米飯、麵類、麵包）作為「主食」，因此很明顯地有「糖質過剩」的問題。

因此我建議要把比例調整為「蛋白質百分之三十至四十、脂肪百分之三十至四十、碳水化合物百分之三十至四十」。除此之外，也要把「主食」這個概念排除在外，而是思考該如何均衡攝取三大營養素。其實，這才是大家常說的「均衡營養」。

我建議孕婦執行的「MEC 飲食法」，其實就是每天的基本攝取食物為：①二百公克的肉類（牛肉、豬肉、雞肉甚至是魚肉都可以）、②三顆雞蛋、③一百二十公克的起司。若是這樣子還會覺得餓，就可以攝取一點碳水化合物。

在每日糖質攝取量方面，則是將上限設定在一百三十公克（美國國家科學院所提出的建議量，大約是日本人平均攝取量的一半）。當然，含有大量砂糖的零食與飲料絕對不可以碰。對於孕婦，我總是告訴她們：「如果MEC 飲食的飲食內容不夠填飽肚子，就可選擇糖質少的食物讓自己吃飽」。同時間，我也會要求她們每一口食物都要「咀嚼三十下」

之後才能吞嚥。

只要這麼做，大概就可達到「蛋白質百分之三十至四十、脂肪百分之三十至四十、碳水化合物百分之三十至四十」的營養比例要求，並可自然達成孕婦所需的二千五百大卡熱量。

我平時進行飲食指導食，並不會太拘泥於總攝取熱量的問題，不過在這邊讓大概說明一下MEC飲食法中的攝取熱量。

舉例來說，MEC飲食法的建議攝取食物為豬背肉二百公克（蛋白質三十八公克、脂肪三十八公克，熱量為五百三十大卡）、雞蛋三個（蛋白質二十二公克、脂肪十九公克，熱量為二百八十大卡）、起司一百二十公克（蛋白質二十七公克、脂肪三十一公克，熱量為四百一十大卡），總熱量大約是一千二百二十大卡。

這邊有一個值得注意的重點，那就是這些食物的蛋白質與脂肪含量合計後幾乎相同。換言之，MEC飲食可說是相當均衡的飲食。

如同前述，孕婦每日所需的總熱量為二千五百大卡左右，因此採用MEC飲食法之後會短缺一千二百八十大卡。由於建議飲食比例中，肉、蛋、起司已經含有一定程度的蛋白質與脂肪，因此最大的問題就在於碳水化合物的攝取量控制。

白米飯是最具代表性的碳水化合物，每一碗白米飯（一百五十公克）所含的熱量大約是二百五十大卡。不過，一碗白米飯所含的糖質卻高達五十五公克。由於我們希望每日的糖質攝取量能控制在一百三十公克以下，因此白米飯的攝取上限大約是二碗，換算成熱量則是五百大卡（吐司一片大約為一百六十大卡，而糖質大約是三十公克，因此上限應為四片）。

加上碳水化合物之後，總攝取熱量還短缺七百八十大卡。這時候，我通常會這麼建議孕婦。

「除了白米飯、麵類、麵包以及地瓜類之外，想要吃什麼都行」。

舉例來說，木棉豆腐一塊約為二百二十大卡（蛋白質二十公克、脂肪十三公克）、酪梨一個約為二百六十大卡（蛋白質四公克、脂肪二十六公克）、鮪魚生魚片六片約為二百大卡（蛋白質三十公克、脂肪五公克）。

至於剩下的一百大卡，可以運用在調味的醬汁上。例如一大匙美乃滋的熱量為八十五大卡，可以搭配糖質含量低的菠菜或青花菜一起吃。除此之外，這一百大卡的熱量也可以挪到點心上。例如五顆草莓和一杯容量約一百二十公克的優格，其熱量合計約為一百大卡，而糖質也大概只有十公克而已。

持續限醣的訣竅是「讓自己吃飽」

如同我之前所提，「MEC 飲食＋糖質低於一百三十公克＋咀嚼三十下」這套飲食法並非只適用於孕婦，任何人都可以用來執行限醣飲食。

我曾經提過，成年男性每天必須的總攝取熱量為一千八百五十至三千零五十大卡，而成年女性則是一千五百至二千三百大卡。或許有不少人會在意熱量攝取過多或不足的問題，但是我認為大家更應該重視的是自己身體的感覺，也就是「要讓自己覺得吃飽了」。

舉例來說，若是我先前所建議的①豬背肉二百公克、②三顆雞蛋、③一百二十公克的起司＋二碗白米飯無法給予飽足感時，那麼你就可以積極補充「白米飯、麵類、麵包、地瓜類之外」，糖質含量較低的食物。當然，你也可以適度調整①～③的份量。除此之外，你也可以將七至十公克的市售MCT 油（中鏈脂肪酸油）加入咖啡或味噌湯之中，如此一來不只可以改善便祕問題，還能提升血中酮體濃度。

這邊所說的重點是盡量讓自己吃飽。相反地，「若是不覺得餓，就可以不必勉強自己吃」。換句話說，各位不用拘泥於一天三餐這個規定，一天吃兩餐也可以，像我一天只吃一餐也行。若是跟我一樣一天只吃一餐，就請務必讓自己「盡量吃飽」。

我之前有提到，「有癌症家族病史或肥胖問題者，建議利用限醣飲食來提升血中酮體濃度」。在此狀況下，每天的糖質攝取上限也是在五十公克左右。

也就是說，一碗白米飯就會讓每日糖質攝取上限達標，因此在採行 MEC 飲食的時候就要避免搭配碳水化合物，在食物的搭配選擇上必須更加嚴格過濾。

我所執行的「糖質五十公克」飲食法相當單純，就是增加肉類及魚類的攝取量，而且一天只吃一餐。

一天只吃一餐的好處，就是可以讓自己感覺吃得很飽（我家的作法是以做三餐得方式設計菜單，所以桌上總是會擺滿各式各樣的料理），因此會感到特別滿足，而且在計算糖質與設計菜單上也只要忙一次就好（雖然我家都是我太太在負責這項工作）。除此之外，在製作成本上也能壓得較低。

如同我之前所說，限醣飲食能抑制胰島素分泌。如此一來，就算一天只吃一餐也不會有飢餓感。在這樣的生理現象之下，我才能輕鬆維持十年這樣的飲食習慣。

許多執行限醣飲食的人，到最後一天都只吃一餐或兩餐。從生理現象的角度來看，這是相當自然的傾向。許多人都會在 Facebook 上留言告訴我：「自從執行限醣飲食之後，我就變得不太會覺得肚子餓了」。

只要將白米飯攝取量減至「三分之一」就有效果

我想應該有人不喜歡吃雞蛋或起司，所以在這邊我就再推薦一個不侷限 MEC 飲食原則、不需要仔細計算糖質含量，執行起來極為簡單的限醣飲食法。

首先，請先戒掉所有大量含糖的零食及飲料，這是個不變的基本原則。接下來，再將穀類主食（白米飯、麵包、麵類）的攝取量減至原本的三分之一。舉例來說，如果原本三餐都各吃一碗飯的話，就改成每餐只吃三分之一碗，或是改成一天只有一餐吃一碗白米飯也可以。

在配菜方面，則是可以和原本的飲食習慣相同。不過有個重點，就是要盡量以肉類、魚類、蛋類、起司以及葉菜類為主，並且增加富含蛋白質或脂肪的配菜攝取量。舉例來說，可以比平時多吃一片豬肉排或是一片鮭魚。一般來說，肉類或魚類的建議增加份量為一・五倍，但最重要的是要讓自己「覺得有吃飽」。

在剛開始執行限醣飲食的時候有個很重要的原則，那就是在減少主食攝取量的同時，也要「增加配菜的攝取量」。有些人會擔心「執行限醣飲食後會一直天頭暈目眩、全身無力」，但因為我推薦的限醣飲食都會鼓勵大家「吃到飽」，所以並不會使人感到不舒服。

如果是外食族，在想吃豬排的時候，不要點一般大小的豬排搭配白米飯的套餐，而是單點加大豬排。也不要點一百五十公克的牛排搭配麵包，而是單點二百五十公克的牛排。就像這樣，即便是減少主食的份量，也能透過增加肉類攝取量的方式來讓自己吃飽。

另外，就算一天要吃三餐，也不需要每餐都吃一樣的份量。「不覺得餓就不需要吃」也是很重要的基本觀念。

對於白天活動量較少的上班族來說，可以將晚餐的份量調整到最多，其次是午餐，而早餐則是吃得更少一些。

例如早餐可以選擇火腿搭炒蛋或是起司歐姆蛋，再搭配一杯加入一小匙 MCT 油的蔬果汁。到了午餐可以吃個麵食沒問題。若是午餐吃過麵食，晚餐就不能攝取主食，而要充分攝取肉類、魚類、蛋類、起司以及葉菜類。無論如何，最重要的原則就是維持均衡飲食。

當然，你也可以配合自己的生活型態與作息，讓早餐吃多一些，晚餐則是不要吃太飽。我認為每個人都能多加嘗試，找出一個最適合自己，而且一點都不會覺得辛苦的方法，這樣才能長久持續下去。

可以吃與不可吃的食物

我較為推薦的飲食法為「MEC 飲食搭配減少碳水化合物攝取量」。為幫助各位更容易執行，這邊我就明確說明「可以吃與不可吃的食物」有哪些。限醣飲食推手之一的夏井外傷及燒燙傷治療診所院長・夏井睦醫師曾在《碳水化合物毀滅了人類 從限醣飲食看生命科學》（光文社新書，二〇一三年）一書中，將焦點鎖定在食物的糖質量，並且整理的井然有序。雖然內容有些長，不過還是在這邊為各位說明。

【米、小麥（烏龍麵、義大利麵、麵包等）、蕎麥】↓原則上不可吃。糙米也會導致血糖上升，所以應該避免攝取（作者註：作者推行的限醣飲食為「MEC 飲食＋糖質一百三十公克」，因此這項限制可以不必遵守）。

【含砂糖的食物，或是用砂糖調味的食物】↓不可吃。

【肉類、魚類、蛋類】↓盡量吃沒問題（作者註：此為 MEC 飲食中的 M 與 E）。

【大豆製品（豆腐、納豆、毛豆等）】↓吃多少都沒問題。

【蔬菜（葉菜類）】↓吃多少都沒問題（作者註：可補充維生素及膳食纖維）。

【蔬菜（根菜類）】↓薯類、紅蘿蔔、蓮藕等富含糖質，建議別過度攝取。

【菇類、海藻類】↓吃多少都沒問題。

【水果】↓酪梨可以吃，但其他含果醣的水果會引發肥胖，因此建議避免攝取（作者註：少量水果沒有太大的問題。例如一個草莓或四顆藍莓的糖質為一公克，含量算較低，但是香蕉一根就將近二十公克的糖質，所以應該避免攝取）。

【乳製品】↓起司吃多少都沒問題（作者註：此為MEC 飲食中的C）。優格及牛乳的話，不是大量攝取就沒問題。

【堅果類】↓可以吃（玉米及大玉米除外）（作者註：若是富含糖質的堅果類，少量攝取沒問題）。核桃幾乎是脂肪所構成，因此吃多少都沒問題。

【零食類】↓原則上不可吃。

【油類】↓吃多少都沒問題。美乃滋和奶油也都沒問題（作者註：生奶油也沒有問題。不過人造奶油富含可能引發心血管疾病的反式脂肪，因此應該避免攝取）。

【油炸食物】↓炸物麵衣之類的部分，若非大量攝取就沒問題。天婦羅的麵衣含有不少糖質，建議不要攝取過量。

【果汁、碳酸飲料、罐裝咖啡、運動飲料】↓若包裝上未標示「無糖」就不可飲用。

【酒類】↓釀造酒（日本酒、啤酒、瑪格麗等）為禁止飲用的酒類。蒸餾酒（燒酒、威士忌、伏特加、龍舌蘭等）可以喝。另外，口感不甜的紅酒也可以喝。近年來日本市面上常見的零糖質啤酒以及零糖質罐裝酒也可以喝（作者註：低糖質日本酒也沒問題）。

「壓力」是最大的敵人。只要少量，什麼都能吃！

以上是夏井醫師的分類。最基本的大原則，就是避免攝取富含糖質的食物，但那些食物並非是連碰都不能碰。若是真的很想解個饞，只要注意一下每天的糖質總攝取量上限（健康人士為一百三十公克、肥胖者與妊娠糖尿病患者為五十公克左右），任何東西都能淺嚐一些。

無論是再優秀的飲食法，若是執行方式過於嚴格與偏激，都會無法持續太久。況且，我之前也有提過「過度的壓力會導致血糖值上升」。雖然這麼說有些矛盾，但我認為「避免過度忍受甜食的誘惑」，才是讓限醣飲食持之以恆的重要關鍵。

在習慣限醣飲食之後，人們就會自然變得不會主動想吃「甜食」（穀類、含糖飲料、零食）。那並不單純是心態的問題而已，大部分的人在執行限醣飲食一段時間之後，就會出現「一吃到甜食就會覺得不舒服」或「吃甜食後會覺得全身癢個不停」等生理上的排斥反應。

許多人在執行限醣飲食之後，都會感到自己的身體狀態變好許多，而且大部分的人也都不會想回到過去那個身體狀態不佳的狀態（例如肥胖），因此大家都能開心地繼續維持不吃甜食的飲食習慣。

我之前有提到，「此行 MEC 飲食後還是覺得餓，可以吃一點碳水化合物」。其實這邊有個重點，那就是要幫助大家嚴格遵守「配菜↓穀類」這個限醣飲食中相當重要的飲食順序。

請不要一開始就把飯盛好，而是在吃完配菜之後，再取能夠讓自己吃飽的份量。只要養成先吃配菜，白米飯留到最後再吃的習慣，會因為肚子已經呈現快要飽的狀態，所以白米飯的攝取量自然會減少。

這項飲食法非常推薦給家中有小朋友的家庭執行。白米飯搭著配菜一起吃的習慣，很容易引發「甜食中毒」，並且造成孩子們出現「營養不足」的問題。因此，極力建議家庭料理中應該除去「蓋飯類」的餐點。

到燒烤店用餐時也一樣，日本有不少孩子都是一開始就捧著一碗淋有烤肉醬汁的白米飯，搭配著烤好的肉片一起大口大口地吃。然而在正統的韓式燒烤店，店家會在烤完肉之後才端出一小碗白米飯。在那之前，大家都是集中精神地認真吃肉。

在孩童時代，學校的營養午餐或一般家庭總是會以「飲食金字塔」為範本，教育我們要以配菜↓白米飯（麵包）↓味噌湯（牛奶）↓配菜↓白米飯（麵包）↓味噌湯（牛奶）這樣的順序進食。這樣的進食順序據說是來自日本料理的用餐禮儀，但從健康層面來看，白米飯搭著配菜一起吃的習慣，其實會有負面效果。

我個人認為，只要改掉這種飲食習慣，就能大幅改善日本人的健康狀態。

—終章—

「實踐限醣飲食」宣言

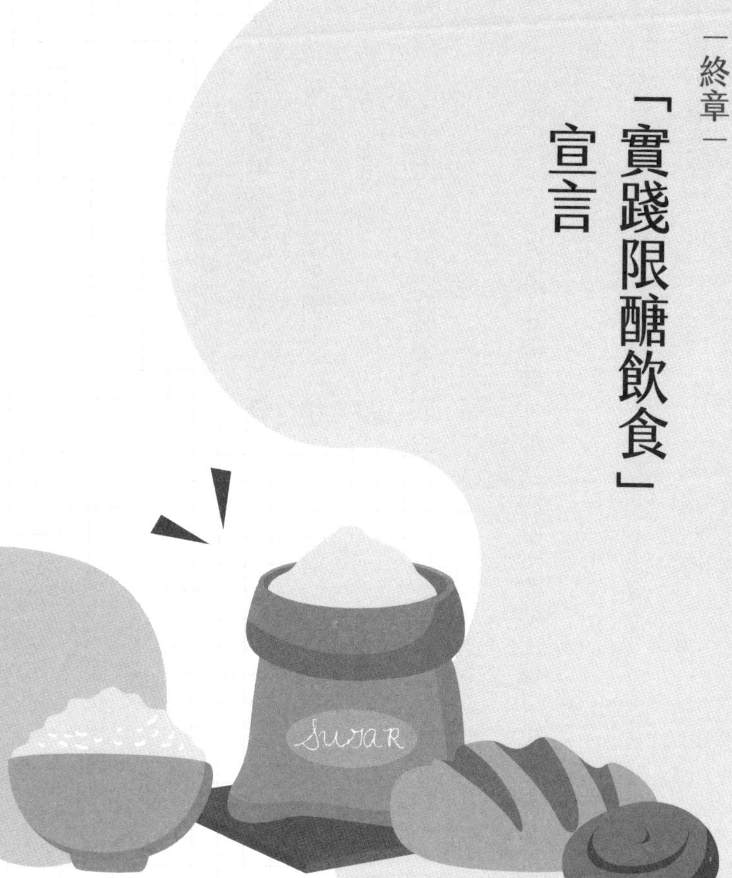

為何沒有「必需葡萄糖」這樣的說法？

在上一章當中，我曾經提到營養學中的基本概念為「人體必需營養素包括九種胺基酸、三種脂肪酸、維生素及礦物質等四大類」。

在這段文章當中，並沒有提到醣類。原因很簡單，因為醣類並不是人體所必需的物質。舉例來說，我們都知道有「必需胺基酸」，卻沒聽過「必需葡萄糖」。

為何「必需葡萄糖」這個名詞不存在呢？關於這一點，答案就在這本書的內容當中，在這邊希望各位能再思考一次這個問題。

所謂「必需」，是指「必需從體外攝取至體內」的意思，同時也是指「體內完全無法合成」。

換言之，「人體可以自行合成葡萄糖，那我們就不需要從體外攝取葡萄糖」。因此，葡萄糖才沒有被列為必需營養素。

不過這樣的說法，很容易引來誤解，使人不小心解讀成「因為不需要從體外攝取，所以葡萄糖是人體不需要的物質」。

然而，事實並非如此。葡萄糖是人體維持生命所不可或缺的物質。正因如此，人體才會產生葡萄糖。如同我之前所說明的「糖質新生」一樣，人體所自行製造的葡萄糖，大多是肝臟利用胺基酸等物質所產生而來（其他像是腎臟也有相同作用，而 SGLT2 抑制劑正是用來抑制這項作用）。

人體之所以會自行產生葡萄糖，主要是為了讓紅血球擁有充分的能量。簡單地說，就是葡萄糖是紅血球唯一的能量來源。

人體每天可透過糖質新生來產生一百八十公克的葡萄糖，而紅血球一天所需要的葡萄糖消耗量約為一百三十公克。也就是說，即便我們不從體外攝取葡萄糖，人體自行產生的葡萄糖儲備量也相當充足。

為何人體會具備這種自行生產並儲備葡萄糖的機制呢？

舉例來說，必需維生素當中的維生素C，雖然是人體所無法自行合成的物質，但許多哺乳類生物卻能自行合成。其實這代表著人類是在進化過程中，失去自行製造維生素C的能力。

人類很可能是在某個進化階段中，為了產生其他循環以求生存，所以才會犧牲製造維生素C的循環。不過這也暗示著我們，當時人類處於一個能夠從體外簡單攝取維生素C的環境之中。

關於葡萄糖，則是能用相反的方式來加以說明。也就是說，人類之所以具備自行製造葡萄糖的能力，是因為在進化過程中，葡萄糖成為生存所必需的成分，但那時人類卻處於一個難以充分攝取葡萄糖的環境，因此才會進化出能夠自體合成葡萄糖的體質。

簡單地說，葡萄糖是人體能夠自行製造的物質，而人體也能完全活用自己所製造出來的葡萄糖。即便現今的日本是個充滿糖質的社會，但日本人生產及儲備葡萄糖的機能卻仍然存在。因此，我們完全不需要從體外攝取任何的葡萄糖。

當然，如果沒有那些富含醣類的穀物（稻米、小麥、玉米等），人類的人口數也無法順利增加。人類大約是從一萬年前，開始在美索不達米亞（現今伊拉克一帶，幼發拉底河及底格里斯河流域）的肥沃三角洲種植小麥，而那時候正是人口爆發的年代。

從體外攝取的葡萄糖，除了以葡萄糖的型態作為熱量來源之外，也會被轉換成非必需脂肪酸或胺基酸而成為形成身體組織的材料。正因為如此，穀類這些碳水化合物才會被列為三大營養素之一。

不過在此重申，糖質原本就是不需要從體外攝取的營養素。

在脂肪與蛋白質攝取來源不餘匱乏的現代日本，糖質在健康層面所扮演的角色，似乎已經到了落幕的時刻。

能讓更多人輕鬆持續的限醣飲食

目前世界上還有許多國家的民眾，無法充分攝取富含脂肪或蛋白質的食物，因此只能仰賴碳水化合物作為主要的熱量來源。在那些國家，從體外攝取糖質便顯得格外重要。

其實五十年前的日本也曾經是那樣。當時人們不易取得肉類或起司這些富含脂肪與蛋白質的食物，所以只能把白米當成主要的熱量來源。

不過，當年卻不像現在有那麼多糖尿病患者。最主要的原因，是因為當時日本的交通相當不方便，即便是大量攝取糖質，但人民們步行運動的機會相對多很多。除此之外，由於當時沒有空調設備，無論是酷暑或嚴寒，民眾都只能待在相同的環境之中，因此基礎代謝率就會變得較高。

當然，我並非主張要我們回到過去的生活型態。

我只是認為我們每個人都應該認真思考，什麼才是我們現在最適合的飲食習慣以及糖質攝取量。

食物當中所含的各種物質，都有它所存在的意義。我的限醣飲食法，是一種配合現代食材狀態及生活型態，並將健康效果最大化的飲食建議。

在限醣飲食派當中，有些人認為人類原始的飲食生活對身體最有益，因此有部分專家提倡排除一切精製食品、加工食品以及添加物的「原始人飲食法」（Paleo Diet）。一般來說，要完全重現原始飲食生活並不容易。我想，那樣的方式最終只會變成一種崇尚原始時代，但卻難以實現的「原始神話」。

所以我才會從現實層面來思考，並推動能讓更多人輕鬆持續的限醣飲食。我並不會要求一般人去追求那種「零糖質」的虛幻目標，而是希望大家能夠在不勉強的心態下，成為一個「持續實踐限醣飲食」的人。

關於飲食「價值觀」的重大轉變

本書除了詳細說明限醣飲食的原理之外，也深入剖析傳統醫學及營養學所倡導的「虛構」飲食法。可惜的是，至今仍有許多醫學和營養學專家，仍舊使用錯誤的觀點來提出各項論調。不知道要到什麼時候，我們才能真正踏入全新的境界。

最具代表性的「虛構」論調，就是本書不斷提到的「攝取過多脂肪有害健康」。包括我在內，部分醫師所提倡的「限醣飲食」就是一種「高脂肪」飲食法。正因為如此，傳統論調支持者才會單純地指出：「縮減糖質攝取，就得增加脂肪攝取，所以限醣飲食才會有害健康」。

他們所謂的「有害健康」，應該是指「引發生活習慣病」。絕大部分的專家，長久以來都告訴民眾，若想預防生活習慣病，就得「不吃油脂多的肉類」。即便如此，糖尿病及癌症患者卻完全沒有減少的跡象。這麼多年來，大家所倡導的「脂肪限制法」都不見效果，那就代表生活習慣病的成因不是脂肪。那麼，這背後的原因究竟是什麼呢？

本書讀到這邊，相信各位心中應該都已經有答案了。

包含我在內的部分醫師認為，最大的原因是「攝取過多的糖質」。大約從十年前開始，出現「身體不需要糖質」以及「高脂肪飲食對身體有益」的論點，之後我便開始執行限醣飲食。

直到最近，有越來越多人知道來自脂肪酸的「酮體」，是人體不可或缺的熱量來源。

至今仍未向前踏出一步的醫學及營養學專家，應該在不久之後就會慢慢發現自己所堅持的論調其實只是一個虛構的概念。

如此一來，不只是生活習慣病的預防及治療方針會出現重大變化，就連民眾對於飲食的價值觀也會出現重大轉變。

無論如何，我們最終都會發現長久以來被視為主食的穀類，只會讓我們攝取過多不必要的糖質。

如同本書所提及，人類原本就是肉食性動物。從這個層面來看，所謂的重大轉變其實只是回歸原本的飲食習慣罷了。

我認為這樣的潮流變化，會像能源的主流變化一樣。現今的人類已經慢慢捨棄石炭及石油等後來才發現的能源，並且轉向人類自古以來就廣為運用的太陽能源。

後記 Afterword

二〇一七年七月辭世，享年一〇五歲的聖路加國際醫院榮譽院長日野原重明先生直到晚年為止，仍然以醫師的身分活躍於醫學界。日野原先生過去經常提到，「無論活得再久，若是只能臥病在床，完全無法活動的話，那一點意義也沒有。」我認為這句話非常有道理。

對於人類來說，充滿活力的「健康壽命」才是真正有意義的壽命。

日本是全球數一數二的長壽國，但相較於其他長壽國而言，日本人的臥病時間較長，因此健康壽命也較其他國家短上許多。

我認為，限醣飲食能有效延長人們的健康壽命。其實，日野原重明先生他就是過著低糖且以肉食為中心的生活。

不只是肥胖者或糖尿病患者，即使是身體健康的人，都應該立即加入「限醣飲食」的行列。

限醣飲食除了能夠預防生活習慣病與抗老之外，還能夠讓身體變得輕鬆無負擔，而且腦袋放空無力的時間也會變少，充滿活力的活動時間就會增長。包含我在內，多年來執行限醣飲食的人們，一致都有這樣的真實感受。

我認為，限醣飲食能有效降低交通事故的發生率。近年來，社會上出現許多大型遊覽車及高齡者相關的事故問題，事後發現大部分的事故原因都是打盹或集中力不足所引起，而限醣飲食或許有可能改善這些問題的根源。

此外，有專家指出過動兒及成人憂鬱症的成因是「糖質攝取過多」。只要減少糖質攝取量，就能解決這麼多社會問題。既然如此，何不推動全民限醣飲食的活動呢？

今後我將繼續努力，用我這棉薄之力持續推動「將糖質換成脂肪」的「飲食典範轉移」。

我特別聘請營養師常駐，提供專業限醣飲食指導已有六年之久。許多接受正式指導且生下第一胎的妊娠糖尿病孕婦或糖尿病孕婦，都已經順利懷孕並生下第二胎。

她們已經不再是妊娠糖尿病孕婦或糖尿病孕婦「患者」。正因為她們在生下第一胎之後仍然持續執行限醣飲食，才能改善糖尿病的病情（不需仰賴藥物就能有效控制糖尿病），而且在懷第二胎時也沒有出現妊娠糖尿病的問題。

不過最令我感到開心的事情，就是不少人積極透過限醣飲食來養育她們的第一胎。換句話說，她們正在養育那些「吃肉的孩子」。那些孩子每個都健壯且有活力，完全不見以前醫學論文中所說「糖質不足可能會造成身體發育及智能發展遲緩」（關於智能發展其實不易評斷，因此需要持續進行觀察）。當然，每個媽媽都為自己孩子的成長發育感到滿意。

至於我，則是會繼續守護這些吃肉的孩子。這些孩子的健康成長，一定能夠成為一股強大的力量，幫助「甜食中毒」的日本人徹底改變飲食習慣。

在執筆撰寫這本書時，承蒙朝日出版社的喜多豐先生與高橋和彥先生所照顧。在此向兩位表達我最深的謝意。

二〇一七年十二月

寫於宏亮哭聲響徹未來的宗田婦產科診所

宗田哲男

	食物名稱	常用量（克）	常用量單位	常用量所含糖質量（克）	100克中所含糖質量（克）	備註
乳製品	牛乳	200	1杯	9.6	4.8	
	茅屋起司	20		0.4	1.9	
	奶油（含鹽）	10		0	0.2	
	優格（全脂無糖）	120	1盒	5.9	4.9	
肉類	牛肩肉（紅肉）	100		0.2	0.2	※和牛（輸入：0.1克）
	牛里肌	100		0.6	0.6	※和牛（輸入：0.1克）
	牛肝	100		3.7	3.7	
	雞胸肉	100		0.1	0.1	
	豬肩肉	100		0.2	0.2	※中型豬肉
	豬里肌	100		0.1	0.1	※中型豬肉
	豬肝	100		2.5	2.5	
	德國香腸	150	1根	9.3	6.2	
	烤火腿	20	1片	0.3	1.3	
蛋類	雞蛋	60		0.2	0.3	
魚類・海藻類	所有魚肉	100		0.1～0.6		
	魚板	20	1公分	1.9	9.7	
	竹輪	25	1小根	3.4	13.5	
	烤海苔	2	1片	0.2	8.3	
	鹿尾菜（乾）	10		0.7	6.6	
	海蘊	50		0	0	
調味料類	薄鹽	18	1大匙	1.4	7.8	1小匙＝6克
	高鹽	18	1大匙	1.8	10.1	1小匙＝6克
	蠔油	18	1大匙	4.7	26.3	1小匙＝6克
	米味噌（甜味噌）	18	1大匙	5.8	32.3	
	麥味噌	18	1大匙	4.3	23.7	
	味醂	18	1大匙	7.8	43.2	
	米醋	15	1大匙	1.1	7.4	1小匙＝5克
	果醋（葡萄醋）	15	1大匙	0.2	1.2	1小匙＝5克
	番茄醬	15	1大匙	3.8	25.6	1小匙＝5克
	美乃滋（全蛋）	12	1大匙	0.5	4.5	
酒類	威士忌	30	1杯	0	0	
	燒酒	180	1合	0	0	
	日本酒（純米酒）	180	1合	6.5	3.6	
	啤酒	350	1罐	10.9	3.1	
	紅酒	100	1杯	1.5	1.5	
	白酒	100	1杯	2	2	

	食物名稱	常用量（克）	常用量單位	常用量所含糖質量（克）	100克中所含糖質量（克）	備註
穀類	糙米（炊）	150	1碗	51.3	34.2	
	精米（炊）	150	1碗	55.2	36.8	70克（糖質25.8克）
	吐司	60	1片	26.6	44.4	
	黑麥麵包	60	1片	28.3	47.1	
	烏龍麵（乾）	100	1束	69.5	69.5	水煮260克（糖質65.3克）
	義大利麵（乾）	100	1束	71.2	71.2	水煮240克（糖質64.6克）
	素麵（乾）	100	1束	70.2	70.2	水煮270克（糖質67.2克）
薯類	地瓜	100	1/2條	29.7	29.7	
	芋頭	50	中1個	5.4	10.8	
	馬鈴薯	80	中1個	13	16.3	
豆製品	嫩豆腐	150	1/2塊	2.6	1.7	
	板豆腐	150	1/2塊	1.8	1.2	
	納豆（帶絲）	40	1盒	2.2	5.4	
蔬菜類	白蘿蔔（帶皮）	100	1/8根	2.7	2.7	
	番茄	70	1/2個	2.6	3.7	
	茄子	70	1/2個	2	2.9	
	紅蘿蔔	50	1/4根	3.3	6.5	
	花椰菜	50	1/4棵	0.4	0.8	
	菠菜	70	小碗	0.2	0.3	
	萵苣	40	1片	0.7	1.7	
	蓮藕	50	中1/4段	6.8	13.5	
菇類	杏鮑菇	50	1/2盒	1.3	2.6	
	鴻喜菇	50	1/2盒	0.7	1.3	
	香菇（原木栽培）	30	2個	0.6	2.1	
	洋菇	30	2個	0	0.1	
水果類	酪梨	50	1/2個	0.5	0.9	
	草莓	40	5顆	2.8	7.1	
	溫州蜜柑	150	2顆	16.8	11.2	
	香蕉	80	1條	17.1	21.4	
	蘋果	150	1/2顆	21.5	14.3	
堅果類	杏仁果（乾）	10	10粒	1.1	10.8	
	日本栗子（生）	20	1粒	6.5	32.7	甘露煮1粒（糖質8.1克）
	核桃（炒）	20	3個	0.8	4.2	
	花生（炒）	10	5個	1.2	12.4	

國家圖書館出版品預行編目資料

甜食中毒　/ 宗田哲男著；鄭世彬譯．——初版——新北市：晶冠，2019.05
面；公分．——（養生館；44）
譯自：甘いもの中毒：私たちを蝕む「マイルド・ドラッグ」の正体
ISBN 978-986-97438-2-2（平裝）
1.健康飲食　2.健康法
411.3　108005815

養生館 44

甜食中毒

醣類是侵蝕你我健康的「緩毒物」

作　　者　宗田哲男
譯　　者　鄭世彬
副總編輯　林美玲
校　　對　謝函芳
封面設計　王心怡
出版發行　晶冠出版有限公司
電　　話　02-7731-5558
傳　　真　02-2245-1479
E-mail　ace.reading@gmail.com
部 落 格　http://acereading.pixnet.net/blog
總 代 理　旭昇圖書有限公司
電　　話　02-2245-1480（代表號）
傳　　真　02-2245-1479
郵政劃撥　12935041 旭昇圖書有限公司
地　　址　台北縣中和市中山路二段352號2樓
E-mail　s1686688@ms31.hinet.net
印　　製　福霖印刷有限公司
定　　價　新台幣280元
出版日期　2019年06月 初版一刷
ISBN-13　978-986-97438-2-2

旭昇悅讀網 http://ubooks.tw/